LA

RADIOTHÉRAPIE

DANS LES

LEUCÉMIES

Étude clinique et expérimentale

PAR

Le D' E. BEAUJARD

ANCIEN INTERNE DES HOPITAUX DE PARIS

SURESNES

IMPRIMERIE ERNEST PAYEN

13, RUE PIERRE-DUPONT

1905

LA RADIOTHÉRAPIE

DANS LES LEUCÉMIES

LA

RADIOTHÉRAPIE

DANS LES

LEUCÉMIES

Étude clinique et expérimentale

PAR

Le D' E. BEAUJARD

ANCIEN INTERNE DES HOPITAUX DE PARIS

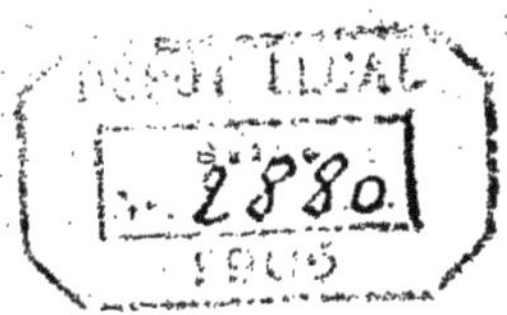

SURESNES

IMPRIMERIE ERNEST PAYEN

13, RUE PIERRE-DUPONT

—

1905

INTRODUCTION

Les rayons X sont employés comme agent thérapeutique dans les leucémies depuis 1901. C'est en Amérique que paraissent les premières publications à ce sujet. En 1902, Pusey (1) cite à côté de deux cas de pseudo-leucémie améliorés ou guéris par la radio-thérapie un cas de leucémie avec splénomégalie, et 300.000 leucocytes, qui subit un traitement de un mois sans succès, et l'auteur se hâte d'ajouter que la durée et l'intensité des irradiations sont insuffisantes pour qu'on puisse conclure d'après ce cas négatif. C'est à Senn, de Chicago, que revient l'honneur d'avoir, dans les véritables leucémies, signalé pour la première fois les heureux effets des rayons X, aussi bien sur la leucocytose sanguine que sur le volume des glandes ou de la rate et sur l'état général. Le premier cas (2) est une leucémie lymphatique dans laquelle, en trois mois, les leucocytes tombent de 208.000 à 46.500; les ganglions disparaissent. Le deuxième cas (3) est une leucémique myéloïde avec 64.800 leucocytes dont 56 o/o de myélocytes, une splénomé-galie énorme qui, trois mois après, présente une formule leucocy-taire normale (sans myélocytes) et une diminution considérable de la rate.

Au début de l'année suivante, des faits analogues étaient cités par Brown, par Bryant et Crane, par Capps et Smith, par Ahrens et par Krone, en Allemagne, en même temps que les premières

---

(1) *Journal of Am. Med. Assoc.* 11 avril 1902.
(2) *New-York Med. Journal*, 18 avril 1903.
(3) *Med. Record*, 22 août 1903.

expériences de Heineke venaient apporter une confirmation anatomique aux effets cliniques de la radiothérapie.

En France, nous suivions, avec C. Aubertin, dans le laboratoire de M. Béclère, un leucémique myéloïde sur lequel nous avons signalé, pour la première fois, les effets immédiats de l'irradiation sur la leucocytose sanguine, et nos résultats étaient vérifiés peu après par Bozzolo et Guerra, de Turin. Depuis cette époque, les cas se sont multipliés; actuellement, on en compte plus de cent — que l'on trouvera réunis à la fin de ce travail.

Nous avons toujours cherché à donner la plus grande précision possible au dosage des rayons X, en exprimant la quantité en unités H du chromoradiomètre d'Holzknecht et la qualité en chiffres du radiochromètre de Benoist.

Mais, avant de commencer cette étude, nous ne saurions assez témoigner à M. le docteur Béclère toute notre reconnaissance pour la grande bienveillance qu'il a bien voulu nous témoigner et pour la liberté qu'il nous a laissé dans son service et dans son laboratoire.

Les docteurs Dalché, Vaquez, Renon et M. Labbé nous ont confié leurs malades. Nous les remercions vivement de cette marque de confiance.

Tout ce mémoire a été fait en collaboration étroite avec Ch. Aubertin; qu'il nous soit permis de rappeler les bonnes heures de notre travail commun, et nos longues discussions pathogéniques.

CHAPITRE PREMIER

Les résultats cliniques

L'action bienfaisante des rayons X sur les leucémies paraît se régler suivant le degré de différenciation des leucocytes émigrant dans le courant sanguin ; excellente dans les formes chroniques et en particulier dans la leucémie myéloïde, elle semble perdre ses droits dans les formes subaiguës et surtout dans les formes aiguës de la maladie.

C'est dans la leucémie chronique, la plus souvent et la plus efficacement traitée, que nous allons envisager les résultats de cette thérapeutique, dont les effets portent sur l'état général du malade, sur l'état local ganglionnaire ou splénique et enfin sur la composition du sang, tant par ces leucocytes que par les hématies.

Un des plus curieux effets de la radiothérapie est la suppression de la fièvre. Chez un leucémique myéloïde observé depuis des mois par le docteur Vaquez et qui présentait de la fièvre avec frissons et température à 39.5 depuis plusieurs semaines, nous avons vu disparaître les frissons dès le lendemain de la première séance de 4 H sur la rate et les élévations thermiques dix jours après, pour ne plus les retrouver que près d'un an plus tard, après une longue interruption du traitement, due autant à la négligence du malade qu'à un certain degré de radiodermite de la région splénique.

Dès la première séance de reprise du traitement, la fièvre tomba encore rapidement, les frissons disparurent. Des faits analogues sont d'ailleurs signalés dans plusieurs observations des auteurs. Bozzolo et Guerra ont vu la température tomber à la normale au dix-huitième jour du traitement, Meyer et Eisenreich dix et douze jours après le début de l'irradiation. Ces deux cas sont des L. myélogènes. Schieffer, dans un cas de L. lymphatique, a observé le retour de la température à la normale après dix-sept séances vers le vingtième jour du traitement. Inversement, on peut observer, au cours d'un traitement prolongé, des élévations thermiques dues, par exemple, à une grippe ou à une pneumonie surajoutée comme nous l'avons noté (obs. I), mais le fait qu'on peut les observer sans phénomènes infectieux et sans augmentation des leucocytes, témoins d'une récidive, a amené Evans, comme Joachim et Kurpjuweit, à y chercher l'effet de la destruction rapide d'une grande quantité de nucléines, d'autant que ces derniers auteurs constataient parallèlement la présence de quantité considérable d'acide urique dans l'urine.

En même temps que les élévations thermiques, disparaissent les phénomènes connexes : sueurs nocturnes, état apathique, l'anorexie.

Mais ces phénomènes s'observent également chez les malades non fébriles. L'appétit augmente ou se réveille vers la troisième semaine du traitement, alors même que les malades n'ont reçu que desdoses de 12 H à 16 H et que chez les L. myéloïdes le nombre des leucocytes est en période d'augmentation.

La sensation d'augmentation des forces, de bien-être, la diminution de la dyspnée s'effectuent vers la même époque du traitement, avant même toute diminution notable de la rate ou des ganglions.

Tous ces signes sont observés par la presque totalité des auteurs, même lorsque l'amélioration ne sera que transitoire et quand la maladie doit se terminer par la mort.

Trois des malades que nous avons traités présentaient au début de l'albumine et des œdèmes des membres inférieurs. L'albuminurie était légère, elle disparut vers la fin du deuxième mois, sans modification du régime alimentaire, pour reparaître au moment des infections surajoutées que fit un de nos malades. Les œdèmes persistèrent plus longtemps et ce ne fut guère qu'au bout de trois mois de traitement qu'on les vit disparaître complètement alors que la rate avait diminué de façon très sensible. Il est probable que ces œdèmes et cette albuminurie, comme la dyspnée d'effort, sont en partie de cause mécanique et que la compression intra-abdominale due au volume de la rate joue un grand rôle, soit par action directe sur les troncs veineux des membres inférieurs, soit par l'intermédiaire de la dilatation cardiaque signalée par certains auteurs et qui diminue rapidement avec la régression de la splénomégalie.

Il est donc naturel de voir cesser tous ces symptômes au fur et à mesure que disparaissent les causes qui les avaient produits. L'augmentation de l'appétit entraîne naturellement l'augmentation de poids. Le malade de Bozzolo et Guerra gagne 15 kg 1/2 en cinq mois. Joachim et Kurpjurweit notent 15 kilogrammes d'augmentation en trois mois et demi, malgré la diminution de la rate.

Dans la plupart de nos observations, on note des augmentations moindres, parfois même des diminutions de poids.

Un de nos malades perdit 2 à 4 kilogrammes dans le premier mois; il est vrai qu'il perdait en même temps ses œdèmes et sa splénomégalie. Depuis, il a rattrapé lentement et dépassé son poids primitif de 1 kilogramme — 66 kilogrammes (obs. I).

Un autre (observation IV) gagna 3 kilogrammes, puis les reperdit et finalement reprit son poids. Le troisième, qui resta longtemps hospitalisé et qui fit deux infections graves, a perdu jusqu'à 10 kilogrammes de son poids primitif, mais récemment il a gagné 5 kilogrammes en huit jours. — Il nous semble, en général, que le poids baisse dans les premiers temps et s'élève ensuite. — Cette baisse du début s'explique bien par la disparition des œdèmes et par la diminution de la rate et des ganglions.

L'amélioration de l'état général, comme celui de l'état anémique, provoque chez la femme le retour des règles supprimées (Senn, Bozzolo et Guerra, Schieffer).

Parmi la diminution de volume des organes hématopoïétiques, celle de la rate est des plus évidentes et des plus généralement observées. Il est commun de voir des rates énormes remplissant toute une moitié de l'abdomen, du diaphragme au pubis et au ligament de Poupart, débordant largement l'ombilic de dix à douze centimètres, revenir en l'espace de quelques mois à un volume presque normal.

C'est ainsi que la rate d'un de nos malades dépassait l'ombilic, à droite, de six centimètres, s'étendait en arrière jusqu'à la région

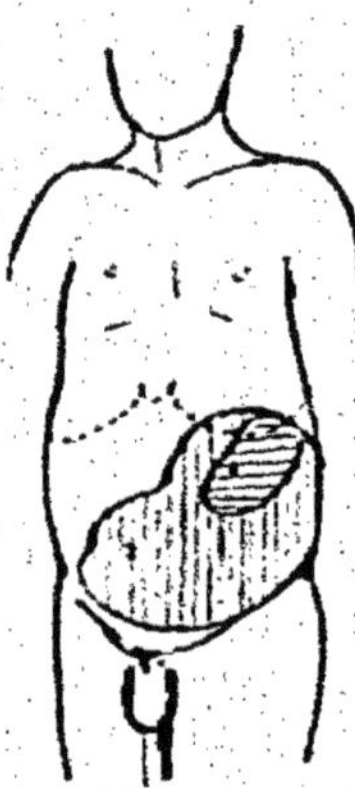

Fig. 1. — Deux calques de la rate (d'après photographies) pris avant et quatre mois après le début du traitement. (Obs. I.)

lombaire, mesurait suivant l'axe longitudinal 38 centimètres et transversalement 21 centimètres; elle était revenue à l'ombilic six semaines plus tard et mesurait 25×14.5; après quatre mois de traitement elle était à 22×13; au bout de six mois à 17×11. Des diminutions analogues sont signalées par beaucoup d'auteurs.

Dans les premières semaines du traitement, la diminution est peu apparente, car la paroi abdominale distendue revient sur elle-même et maintient la rate au contact des points de repère habituels et de l'ombilic. Le premier effet bien net est l'augmentation de la mobilité de l'organe, qu'on peut faire ballotter comme un rein déplacé.

D'autre part, en raison de la distension des ligaments, la rate, même revenue à son volume normal, reste ptosée et mobile dans l'abdomen, où la sent facilement par la palpation et une grande partie de l'organe déborde les fausses côtes. Il faut se garder de confondre rate ptosée avec splénomégalie.

Les symptômes subjectifs qui accompagnent la splénomégalie, douleurs, sensation de pesanteur, troubles digestifs par compression disparaissent dans les premières séances, avant même que la diminution de la rate soit appréciable.

La régression des adénopathies est aussi évidente que celle de la splénomégalie, même avec une faible dose de 4 H par exemple.

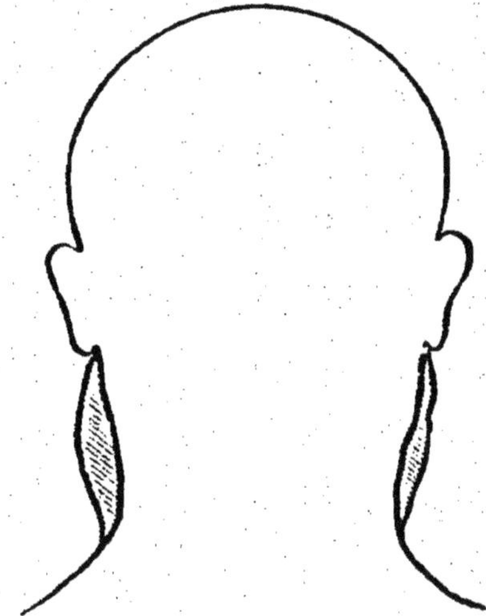

Fig. 2. — Deux silhouettes superposées, prises avant et deux mois après le début du traitement. (Obs. IV.)

On observe tout d'abord une diminution de la masse ganglionnaire et une plus grande mobilité des ganglions les uns sur les autres, le malade a conscience de cette diminution de tension, comme d'ailleurs pour la rate, avant qu'il soit possible de démontrer, par la mensuration, la variation produite. Toutefois, au bout de quinze jours, elle est manifeste et l'on peut noter, au cou par exemple, une diminution de tour de 1 centimètre. Les ganglions arrivent à disparaître presque complètement.

Nous avons vu le diamètre transversal du cou, mesuré en projection, diminuer en trois mois de 2 centimètres avec une dose de

40 H environ (5 séances de chaque côté). les ganglions n'étant plus sensibles à la palpation.

Ces diminutions de la rate et des ganglions, une fois acquises. ne persistent malheureusement pas indéfiniment; c'est ainsi que nous avons vu des ganglions sous-maxillaires. gros comme des petites noix. disparus au bout de trois mois, après avoir reçu 20 H environ, reparaître au bout d'un mois, bien que le traitement fut continué sur d'autres régions. De même la rate d'un de nos malades, ramenée à la dimension 15 × 13. double de volume après six semaines d'arrêt de traitement, pour reprendre d'ailleurs rapidement son volume après deux séances hebdomadaires (15 H). Le traitement doit donc être continué si l'on veut garder le terrain gagné. C'est ainsi que. dans un cas. nous avons maintenu la rate à la dimension 17 × 11 pendant trois mois avec une séance mensuelle de 4 H. Ces retours offensifs sont signalés par la plupart des auteurs.

Du côté des os, les modifications consistent dans la suppression des douleurs spontanées ou provoquées par la pression.

L'examen du sang montre une amélioration qui porte et sur les globules blancs et sur les globules rouges.

La diminution de la leucocytose est à la fois le témoin et peut être un facteur important de l'amélioration. Elle peut atteindre des chiffres considérables; les leucocytes tombent en un mois de 800.000 à 8.000. dans le cas de Brown: de 1.250.000 à 8.000 en quatre semaines et demie avec 23 séances (Grawitz): de 693.000 à 6.300 en trois mois dans l'observation de Joachim et Kurpjuweit. Nous n'avons pas observé des variations aussi rapides ni aussi considérables; un de nos malades est passé en deux mois de 350.000 à 10.000 après avoir absorbé 100 H environ en 10 séances, c'est un leucémique lymphatique; dans les deux cas de leucémie myélogène, nous ne sommes passés de 300.000 et de 235.000 à un chiffre inférieur à 10.000 qu'après sept mois de traitement environ; des améliorations analogues sont monnaie courante dans la radiothérapie des leucémies. Cette diminution n'est pas régulièrement descendante, ni la même, dans les deux variétés de leucémie.

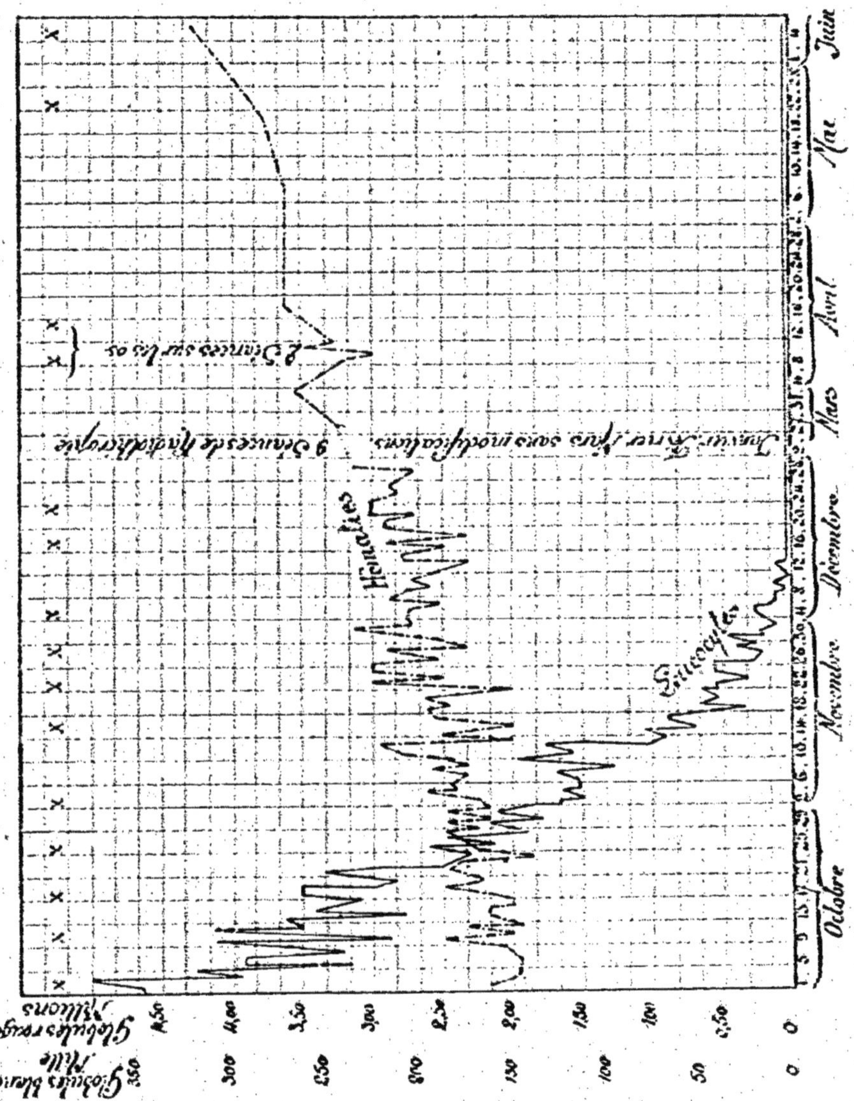

Fig. 3. — Courbe de l'obs. IV. (Leucémie lymphoïde.)

Nous examinerons plus loin cette question avec quelques détails ; mais il est important, au point de vue clinique, de savoir qu'il est fréquent de constater dans les premiers temps du traitement une période d'augmentation. Dans l'obs. I, le malade mit près d'un mois à reprendre un taux leucocytaire inférieur à celui du début ; dans l'obs. II, ce ne fut qu'après quarante jours que s'établit la descente, et chez le premier malade, l'ascension dépassa 100.000 ; elle atteignit 70.000 chez le second ; c'étaient deux cas de leucémie myéloïde.

Dans l'obs. IV (leucémie lymphatique), la descente fut presque immédiate ; dans un deuxième cas, que nous avons suivi dans le service du docteur Renon et où la radiothérapie fut faite par le docteur Delherm, il n'y eut pas de période d'augmentation, mais de grandes oscillations atteignant le chiffre de départ. Les doses avaient été beaucoup moins fortes et, de plus, les adénopathies étaient plus considérables et le chiffre des leucocytes triple du précédent (968.000 au lieu de 350.000).

D'ailleurs, malgré cette augmentation passagère de la leucocytose, l'amélioration de l'état général et la diminution de la rate et des ganglions existaient dans tous les cas et nous n'avons pas hésité à poursuivre le traitement, pour le plus grand bien de nos malades.

Il y a d'ailleurs là une question de doses. La plupart des auteurs ont employé des doses supérieures aux nôtres, la diminution des leucocytes a été plus rapide et la période d'augmentation n'existe que peu ou pas.

La baisse du taux leucocytaire une fois établie se poursuit, en général, si le traitement est suivi régulièrement, elle continue dans l'intervalle de deux séances hebdomadaires ce qui, comme nous le verrons, semble indiquer la présence dans le sérum de substances leucotoxiques. Si les séances sont plus espacées encore, le nombre des leucocytes varie ; après un mois d'interruption, il peut rester au même chiffre (Lommel).

Malgré l'augmentation habituelle dans la leucémie myéloïde traitée par de faibles doses, l'amélioration dans le pourcentage s'établit assez rapidement. Dans notre observation I, le nombre des myélocytes passe de 5o à 3o o/o en quatre semaines et à zéro au bout de sept mois. Dans l'obs. II. le chiffre passe de 23 à 13.5 en 3 mois ; il est à 3 o/o au huitième mois. Tous les auteurs attestent des chiffres analogues ; quelques-uns (Brown, Bryant et Crane, Meyer et Eisenreich) ont vu aussi la disparition totale des myélocytes; par contre, Schleip et Hildebrandt n'ont pas trouvé de modifications qualitatives.

Ces modifications qualitatives sont intéressantes à rapprocher des améliorations observées au cours du traitement arsenical. Ainsi Grosh et Stone ont vu, sur un malade traité par l'arsenic, les globules blancs tomber, en six mois, de 9ʃo.000 à 135.000, tandis que les myélocytes passaient de 3o à 32 o/o. Il se produisit une exacerbation du processus leucémique et, en vingt séances quotidiennes de radiothérapie, les leucocytes tombaient de 266.000 à 11.480 ; le pourcentage des myélocytes passait de 35 à 2 o/o.

L'amélioration qualitative rapide paraît bien être l'apanage exclusif de la radiothérapie au cours de la leucémie myélogène.

Dans la leucémie lymphoïde, nous n'avons observé de modifications nettes de pourcentage qu'après avoir vu notre malade tomber à la leucopénie, et le nombre des poly. est passé de 1.5 au début à 10 o/o au bout de deux mois (28.000 L), à 53 o/o en quatre mois (3.000) ; il atteignit jusqu'à 62 o/o à la fin du septième mois.

Joachim et Kurpjuweit, qui n'ont pas poussé le traitement jusqu'à la leucopénie, n'ont pas trouvé d'amélioration du pourcentage.

En face de la diminution du nombre des leucocytes se place l'augmentation, paradoxale en apparence, du nombre des hématies. Elle est déjà signalée par Senn, dont le premier malade gagne 6oo.000 gl. R. en deux mois, alors que les leucocytes tombent de 2o8.000 à 76.000. Les variations de nombre des hématies ont été parfois extraordinaires; après vingt séances, le malade d'Arnsperger et Cramer monte de 476.000 à 4.700.000: dans un cas de Krause, après soixante-trois séances, au bout de trois mois et demi, les hématies passent de 1.589.000 à 5.100.000.

Les augmentations que nous avons observées sont plus modestes et sont analogues à celles qu'on observe dans beaucoup d'observations. Dans l'obs. I. le malade part avec 2.200.000 hématies, monte à 3.000.000 en deux mois, atteint 4.200.000 au septième mois. Dans l'obs. II, le chiffre primitif est 2.600.000 ; le malade a gagné un million en 7 mois : mais deux graves infections intercurrentes ont entravé la régénération sanguine. Dans la leucémie lymphoïde, nous avons observé, comme Senn, une augmentation des hématies. Parti de 2.000.000, notre malade a atteint 3.000.000 en trois mois et a dépassé 4.000.000 au septième mois (obs. IV).

Au contraire, Joachim et Kurpjuweit ont vu une diminution des hématies dans la leucémie lymphatique. Nous avons remarqué, comme ces auteurs, de la polychromatophilie et de la poïkilocytose chez notre malade, avec une certaine prédominance dans les jours qui suivaient les séances, mais le résultat final a été en somme excellent.

En même temps que le nombre des globules rouges, le taux de l'hémoglobine augmente dans presque tous les cas : il semble toutefois que cette augmentation ne soit pas rigoureusement parallèle à cell. 'u chiffre globulaire. Ainsi, chez une malade atteinte de leucémie lymphoïde et avec de faibles doses de rayons X, l'hémoglobine s'est élevée de 30 à 60 0/0, les globules rouges restant à 1.300.000.

Le nombre des hématies nucléées, dans la leucémie myéloïde, baisse en général en même temps que celui des myélocytes ; toutefois, nous avons trouvé après chez un de nos malades, à la suite d'infection surajoutée, une augmentation de normoblastes.

En somme, on voit que dans la leucémie chronique les effets thérapeutiques de la radiothérapie sont excellents, supérieurs cependant dans la leucémie myéloïde. L'état général, l'état local, l'état du sang sont améliorés.

Mais cette amélioration semble bien n'être que transitoire ; bien souvent les auteurs citent des récidives après trois semaines ou un mois de suppression de la radiothérapie, récidives qui cèdent le plus souvent à de nouvelles applications. Schultze cependant a soigné, en novembre 1901, un leucémique lymphatique : le malade guérit après douze à treize séances de six à sept minutes et n'a pas récidivé trois ans après. Il semble que ce fait soit assez rare ; mais les améliorations persistant deux ou trois mois sont assez fréquentes. Les cas où la mort survient, du fait de l'affection et malgré le traitement, ne sont pas la règle, et le malade reste en bonne santé apparente ou succombe à une affection intermittente (pneumonie).

Ces heureux résultats ne sont pas de règle, au contraire, dans les formes aiguës ou subaiguës de la leucémie.

Les observations en sont d'ailleurs assez rares. Capps et Smith n'eurent aucun résultat dans un cas de leucémie aiguë ; dans deux cas de subaiguë, il n'y eut qu'une diminution passagère des globules blancs et la mort suivit. Un malade de Sabrazès reçut neuf séances d'irradiation sans autre résultat qu'une légère diminution de consistance de la rate et des douleurs sternales. Nous avons traité un malade atteint, à notre avis, de leucémie subaiguë. Ce malade fut observé tout d'abord par M. Marcel Labbé (1) ; l'affection débuta comme une maladie de Werlhof — par purpura et épistaxis fréquentes ; — puis il s'établit une lymphocytose, qui atteignit en quelques mois 75.000, et peu à peu se développèrent des adénopathies, d'ailleurs peu marquées, dans les régions sus-claviculaires et axillaires ; l'examen sur lame montrait, à côté des grands lymphocytes, des myélocytes neutrophiles et quelques globules nucléés. Cette légère réaction myéloïde, les hémorrhagies cutanées, le peu de développement des adénopathies paraissent rapprocher ce cas de la leucémie aiguë. Après six séances hebdomadaires de radiothérapie, 48 H sur les ganglions et la rate, le malade se sentait mieux, la dyspnée d'effort était moindre, les adénopathies diminuées, il ne se produisait plus de purpura, les leucocytes étaient à 10.000, les Gl. R. n'avaient pas bougé, l'hémoglobine était légèrement augmentée.

Mais, quinze jours après, malgré la continuation du traitement, il présentait de nouveau du purpura, l'état général s'aggravait, plus de dyspnée, moins d'appétit. Au bout du deuxième mois, les globules blancs restent toujours à 4.800 avec 60 o/o de poly., pas de myélocytes. Les hématies ont baissé de 1 million. Poïkilo-

____

(1) *Soc. Méd. des Hôpitaux*, 1905, 27 janvier.

cytose, polychromatophilie et anisocytose marquées, 1 mégaloblaste pour 300 globules blancs.

Le malade ne revient pas la semaine suivante au laboratoire de radiologie, en raison d'une indigestion ; il ne revient plus à cause de la faiblesse toujours croissante ; nous le vîmes un mois après, il était mourant. L'examen du sang nous a montré 1.200.000 Gl. R., 18.300 Gl. B., dont 78 o/o de poly., les mêmes altérations globulaires qu'un mois auparavant. Il mourut le soir même sans qu'on put incriminer d'infection surajoutée.

Dans le cas de Churchill, la mort survint en quelques jours, malgré la baisse des leucocytes.

Au total, l'amélioration obtenue dans ces formes est plus ou moins passagère suivant le degré d'acuité de la maladie.

Nous n'envisageons point ici les leucémies cutanées ni les pseudo-leucémies dont on trouvera une revue dans la monographie de Schirmer (1) et qui s'améliorent habituellement par la radiothérapie. Mais il nous faut signaler les excellents résultats obtenus par Émile Weil dans la lymphadénie lymphocythémique aleucémique.

La malade de Émile Weil (2) reçut quinze séances de 4 à 5 H en sept mois ; les adénopathies ont disparu, les leucocytes sont passées de 7.000 avec poly. 31 o/o à 2,000 avec poly. 62 o/o. Les globules rouges n'ont pas bougé, l'état général est très amélioré.

Le cas de pseudo-leucémie traité par Lommel (3) se rattache beaucoup plus à la leucémie lymphatique, puisque les leucocytes étaient à 49.000 poly 31 o/o ; l'amélioration fut considérable : les leucocytes tombèrent à 7.000 avec 56 o/o de poly., les globules rouges montèrent de 500.000 en trois mois. Mort par pneumonie neuf mois plus tard.

On voit que, s'il nous est difficile de donner à notre sujet une frontière naturelle d'après les données anatomo-pathologiques et cliniques, il nous serait totalement impossible de le limiter d'après l'efficacité de la radiothérapie.

(1) Zentralblatt f. Grenzgebiet. Janvier 1905.
(2) Soc. méd. des Hôpitaux. Juin 1905.
(3) Münch. Med. Woch. 1905. n° 19.

CHAPITRE II

Les résultats expérimentaux

Les résultats heureux, obtenus empiriquement dans le traitement des leucémies, déterminèrent des expérimentateurs à rechercher systématiquement l'effet des rayons Rœntgen sur les organes hématopoïétiques et sur le sang à l'état normal. C'est Heineke (1), de Leipzig, qui fit les premières recherches et le travail le plus important dans cet ordre d'idées. Dans un mémoire d'ensemble (2) sur l'action globale des rayons X sur les organes hémotopoïétiques, il rappelle les séries d'expériences qui lui ont permis de déterminer les stades de cette action, le temps d'irradiation minimum suffisant à la produire et enfin la durée des lésions auxquelles succèdent des phénomènes de régénération.

L'effet global des rayons est la disparition du tissu lymphoïde et la transformation graisseuse de la moelle des os : une série d'animaux (souris, cobayes, lapins) sont irradiés de 5 heures à 18 heures, en une séance ou en plusieurs séances consécutives; on attend la mort des animaux, qui survient rapidement chez les sujets jeunes, plus lentement après l'évolution de la radiodermite chez les vieux. Macroscopiquement, la rate est petite, l'intestin rempli de sérosité.

Au microscope, la rate est chargée de pigment; les cellules de la pulpe ont diminué de nombre, on n'y voit plus que quelques cellules rondes, des cellules endothéliales et conjonctives et des

____

(1) *Münch. Med. Woch.* 1904, n° 31.
(2) *Mitteil. aus Grenzgeb. der Med. u. Ch.* 1904, XIV.

macrophages: les corpuscules de Malpighi ont presque disparu, on ne le reconnaît qu'à la disposition du tissu conjonctif autour des artères qui les contiennent. ils sont formés de cellules épithélioïdes à large protoplasme à grand noyau. disposées parfois en séries concentriques. rappelant les globules de certains cancers épithéliaux. Les ganglions lymphatiques présentent des lésions analogues: ils sont pauvres en cellules, les follicules sont à peine visibles. Le tissu lymphoïde de l'intestin est touché de la même manière. Dans la moelle osseuse, la graisse est augmentée, le nombre des éléments cellulaires est diminué. en particulier celui des lymphocytes et des mastzellen.

Les stades de l'action des rayons sont étudiés sur deux lots de cobayes. Dans le premier lot. les animaux sont sacrifiés immédiatement après la fin d'une séance de durée variant de 2 à 10 heures. Les corpuscules de la rate présentent dès la deuxième heure des débris de chromatine. qui deviennent de plus en plus nombreux: la destruction des noyaux produit des vides dans les corpuscules (troisième heure). et les débris chromatiniens sont inclus dans de grands phagocytes (quatrième heure). qui occupent la zone bordante et finissent par disparaître pendant que le follicule devient de plus en plus clair et de moins en moins volumineux. Les follicules de l'intestin et des ganglions lymphatiques subissent une évolution parallèle. La pulpe splénique montre d'abord une augmentation des éosinophiles et des polynucléaires. puis des cellules à pigments et des macrophages d'hématies (4 et 5 heures). puis le nombre des cellules diminue (10 heures). Dans la moelle osseuse, au début. abondance des éosinophiles: puis apparaissent des débris de chromatine (quatre heures) qui deviennent de plus en plus abondants et sont enfin absorbés par des macrophages. Après dix heures. il y a augmentation du nombre des cellules médullaires.

Dans le deuxième lot. les cobayes sont sacrifiés à des temps variables après une même séance de 15 heures. — Dans la rate. les follicules disparaissent peu à peu et. 21 heures après la fin de l'irradiation. il est difficile de les voir. même au microscope.

Peu après l'irradiation. on trouve les figures déjà connues de débris lymphocytaires englobés par de grands phagocytes qui se disposent concentriquement au follicule (3ᵉ heure) et finissent par disparaître (21ᵉ heure). Les follicules, dépouillés de leurs lymphocytes, paraissent être formés de cellules « épithélioïdes » disposées en foyers concentriques. Plus tard (36ᵉ heure et suivantes), les lymphocytes envahissent de nouveau les follicules. La pulpe splénique est pauvre en cellules dès la 3ᵉ heure après l'irradiation, particulièrement en polynucléaires, que l'on trouve en grand nombre dans les veines pendant les premières heures. Plus tard, on trouve des macrophages à pigment et à globules rouges (60ᵉ heure).

Les lésions des follicules de l'intestin et des ganglions sont analogues mais un peu plus tardives. Dans les ganglions, les lymphocytes disparaissent des centres d'abord, puis des substances bordantes et persistent longtemps à l'union des deux substances. Les formations des débris chromatiniens et des phagocytes sont calquées sur celles de la rate. Dans la moelle osseuse, les débris chromatiniens apparaissent dans les premières heures. Les lymphocytes disparaissent bien tout d'abord (9 heures après la fin de séance), puis les autres cellules disparaissent et sont remplacées par de la graisse ; toutefois, au début de cette transformation graisseuse, il y a un stade de congestion avec augmentation des polynucléaires et peut-être des éosinophiles. Les mêmes vérifications sont faites sur un lot de souris blanches, irradiées de deux à quatorze heures et tuées après. On observe en particulier la même rapidité d'action sur le tissu lymphoïde. Les autres organes lymphoïdes réagissent de même, tel le thymus chez les jeunes chats.

Enfin, Heineke a déterminé, sur des chiens et des lapins, qu'une séance d'irradiation d'un quart d'heure à cinq centimètres d'éloignement était le temps minimum pour produire la fragmentation des noyaux lymphocytaires de la rate et l'apparition des phagocytes.

Quant à la régénération des organes, même avec des doses mortelles (16 heures et 27 heures chez des lapins), elle est rapide et presque complète en quatre à six semaines.

Cette action si marquée des rayons sur les organes hématopoiétiques devait fatalement réagir sur la composition du sang. Heineke a vu, en effet, sur un lapin irradié trois jours de suite, en tout 25 heures, le chiffre des hématies passer, en quinze jours, de 6.980.000 à 4.104.000 et celui des leucocytes tomber de 10.300 à 1.550, puis remonter, sept jours après, à G. R. 4.104.000 et G. Bl. 3.050. — Il note, en outre, dans le pourcentage une augmentation du chiffre des polynucléaires, tandis que les mononucléaires diminuaient beaucoup, fait bien en rapport avec l'action plus rapide et plus profonde des rayons sur le système lymphoïde. Milchner et Mosse (1) ont cherché l'effet de l'irradiation sur la moelle osseuse du lapin et concluent que cet effet est uniquement limité aux cellules blanches, aussi bien lymphoïdes que myéloïdes, mais que, par contre, les cellules de la série rouge sont entièrement respectées.

Dans toutes ces expériences, la quantité de Rayons X employée n'est donnée que d'une façon approchée, c'est-à-dire par les dimensions de l'inducteur, le temps d'exposition et la distance de l'anticathode à la peau. Nous avons cherché, avec C. Aubertin, à préciser les doses susceptibles de provoquer des réactions en employant le radiochromomètre d'Holzknecht et à nous rapprocher des doses employées en radiothérapie.

Ces expériences, dont nous avons déjà donné un résumé (2), comportent des irradiations totales de petits animaux avec doses faibles, 10 H environ, et des irradiations partielles de moelle osseuse avec des doses répétées atteignant 30 et 100 H ; nous avons vérifié parallèlement l'état du sang circulant et des organes hématopoiétiques.

L'irradiation totale produit une leucocytose immédiate qui est due à l'augmentation du nombre des polynucléaires. Ainsi :

Souris

Sang avant la séance : G. R. 6.440.000, G. Bl. 7.200, Poly. 23, Mono. 41, Lympho. 36.

---

(1) *Berl. Klin. Woch.*, 1904, n° 49.
(2) *Société de Biologie*, 4 févr. 1905.

Séance de 6 H en 1/4 d'heure.

1/2 heure après: G. R. 6.540.000. G. Bl. 19.200, dont: Poly. 72. Mono. 16, Lympho. 12.

25 minutes après : G. Bl. 13.200. Mort avec convulsions.

Cobaye A

G. R. 5.490.000. G. Bl. 8.400. Poly. 44. Grand Mono. 3.5. Mono. 39. Lympho. 12. Eosinophiles 1.5.

Séance de 6 H. Rayons 7 (Benoît).

15 minutes après : G. R. 5.222.000. G. Bl. 18.000. Poly. 71. Grand Mono. 1.5. Mono. 16.5. Lympho. 9. Eosinophiles 2.

Nouvelle dose de 4 H après 1 heure.

20 minutes après : G. R. 4.800.000. G. Bl. 18.000.

1 heure après :	—	—	13.800.
3	—	—	—	21.600.
6	—	—	—	12.000.
8	—	—	—	8.400.
20	—	—	—	8.400.

Cobaye B

G. R. 4.920.000. G. Bl. 12.000. Poly. 45. Grand Mono. 1.5. Mono. 23. Lympho. 17. Eosinophiles 11.5.

Séance de 10 H. Rayon 9.

1 heure après : G. Bl. 26.100.

2 heures après: G. R. 4.500.000. G. Bl. 18.300. Poly. 73.7. Grand Mono. 1.3. Mono. 10.5. Lympho. 10. Eosinophiles 4.5.

Cobaye C

G. R. 5.520.000. G. Bl. 12.300. Poly. 46. Grand Mono. 1. Mono. 38. Eosinophiles 15.

Séance de 10 H.

15 minutes après : 19.500.

2 heures après : 24.600. G. R. 4.230.000.

4 heures après : 25.500. G. R. 3.400.000.
5 — 12.400. — 3.930.000. Polynucl. 86 o/o.

A la leucocytose polynucléaire du début fait suite, comme on le voit dans les cas A et C, une diminution assez rapide des leucocytes, aboutissant à la leucopénie. Cette polynucléose passagère passe inaperçue ; si on ne la recherche pas systématiquement dans les premières heures qui suivent l'irradiation, elle présente quelque irrégularité dans son mode d'apparition et peut être disparue trois heures après la fin de l'irradiation.

Cobaye D

G. R. 4.930.000. G. Bl. 11.700. Poly. 30. Grand Mono. 1. Mono. 18. Lympho. 28,5. Eosinophiles 22,5.

Séance de 10 H.

3 heures après : G. Bl. 5.800 dont Poly. 72,5. Grand Mono. 1. Mono. 6. Lympho. 10. Eosinophiles 10,5.

24 heures après : G. R. 3.860.000. G. Bl. 6.600 avec Poly. 68 o/o.

Cobaye E

G. R. 4.920.000. G. Bl. 11.700. Poly. 50. Grand Mono. 0,5. Mono. 19. Lympho. 29,25. Eosinophiles 1.25.

Séance de 10 H.

20 heures après : G. Bl. 9.300 dont Poly. 60 o/o.

24 heures après : G. Bl. 4.200 dont Poly. 52 o/o.

40 heures après : G. R. 4.150.000. G. Bl. 3.300. Poly. 70. Grand Mono. 1. Mono. 17. Lympho. 9. Eosinophiles 3.

On voit donc qu'une moyenne de 10 H suffit à produire chez le cobaye, au bout de 24 à 36 heures, une notable leucopénie. La prédominance des polynucléaires dans le pourcentage persiste malgré la diminution absolue de leur chiffre, ce qui est en rapport avec la fragilité plus grande des monos vis-à-vis des rayons et leur diminution beaucoup plus rapide du sang circulant. Cette prédominance de l'action destructive sur les mononucléaires est encore vérifiée par l'examen sur lames de sang sec, qui montre une prédominance considérable des phénomènes d'histolyse sur les mononucléaires.

En somme, l'effet des rayons X pour les polynucléaires est, dans les premières heures, une émigration dans le sang circulant suivie d'une destruction plus tardive. Pour les mononucléaires, l'action destructive est plus précoce et masque peut-être des phénomènes d'émigration.

Quant aux globules rouges, nous avons constaté une diminution faible, il est vrai, mais remarquablement constante de leur nombre, et ce fait nous paraît être d'autant plus digne d'attention qu'il cadre avec l'effet des irradiations prolongées, avec les constatations d'Heineke et avec l'état des organes hématopoïétiques que nous allons étudier chez les animaux correspondants.

Quatre de nos cobayes ayant reçu l'irradiation totale de 10 H ont été tués — 2 heures — 4 heures — 24 heures — et 40 heures après la fin de l'irradiation.

Cobaye B, tué après 2 heures

Rate : pulpe un peu plus riche en cellules dans les cordons, peu de sang dans les sinus.

A noter un nombre considérable de macrophages à globules rouges.

Follicule moins gros et moins riches en cellules.

Cellules de la trame conjonctive plus visibles. La diminution des lymphocytes paraît plus nette sur les bords. En quelques points, noyaux fragmentés.

Moelle osseuse. — Le fémur droit a été protégé par une feuille de plomb. — Du côté gauche, la moelle est macroscopiquement plus rouge et plus diffluente. — Microscopiquement elle paraît en effet plus congestionnée. — La proportion des cellules éosinophiles est un peu augmentée, ainsi que celle des petits myélocytes.

Les polynucléaires, les grands myélocytes, les mégacaryocytes sont moins nombreux.

Les deux moelles paraissent d'ailleurs en pleine activité, les différences sont assez peu sensibles.

Cobaye C, tué après 4 heures

Rate plus petite que normalement.

Les follicules, bien visibles, sont cependant un peu plus petits. Presque tous contiennent un grand nombre de débris chromatiniens sous forme de petites boules, quelques-unes libres, la plupart englobées par d'énormes masses protoplasmiques qui en contiennent trente à quarante et paraissent constituées par de gros phagocytes. Ces phagocytes sont souvent disposés en cercle autour d'un espace plus clair et dans lequel on ne voit presque plus de lymphocytes et très peu de boules de chromatine. Cet espace est rempli par les cellules de la trame conjonctive du follicule.

La plupart des cordons de la pulpe sont pauvres en cellules, mais il existe de nombreux macrophages de globules rouges. Les veines contiennent un grand nombre de polynucléaires.

La moelle osseuse est riche en cellules, les éosinophiles y sont très abondants, les polynucléaires nous semblent diminués, la proportion des mégaloblastes, par rapport aux normoblastes, est augmentée.

Cobaye D, tué après 24 heures

Les follicules très nets, le nombre des lymphocytes est à peu près normal; toutefois, on distingue très facilement le tissu de structure du follicule. La plupart des follicules présentent en leur centre une ou deux zones parfaitement claires, formées de cellules « épithélioïdes » disposées concentriquement, qui paraissent des cellules de l'endothélium hyperplasiées pour la formation des macrophages. On aperçoit encore quelques rares phagocytes, de volume plus petit que précédemment, renfermant quelques débris chromatiniens.

Sur les frottis, un certain nombre de normoblastes.

Dans la pulpe, les cordons sont encore peu riches en cellules, on ne voit que peu de macrophages à hématies; par contre, il existe une quantité notable de pigment ferrique dans la région sous-corticale.

Pour la moelle, il semble sur frottis que les normoblastes sont augmentés, mais il existe une augmentation manifeste du nombre des polynucléaires.

Cobaye E, tué après 42 heures

Les follicules de la rate ont repris un aspect sensiblement normal quoique un peu plus petits. Les lymphocytes qui les constituent sont de petite taille, à noyaux bien foncés et semblent plus jeunes.

En quelques points, on trouve encore quelques traces de grandes cellules épithéloïdes en globes concentriques. Les cellules de la pulpe sont en nombre normal, — encore beaucoup de macrophages à pigments.

La moelle osseuse est en pleine activité, avec augmentation très marquée du nombre des polynucléaires.

D'après ces constatations, nous pouvons admettre les faits suivants :

Dans les premières heures, tandis que le nombre des leucocytes circulant s'élève dans la circulation sanguine par le fait de l'augmentation des polynucléaires, ces dernières diminuent parallèlement dans la moelle osseuse, puis, au bout de vingt-quatre heures, le nombre des polynucléaires augmente de nouveau dans la moelle, ce qui semble indiquer que la moelle osseuse s'apprête à fournir un nouvel essaimage de polynucléaires.

Parallèlement à la diminution des mononucléaires, les cellules des organes lymphoïdes sont détruites et phagocytées. Le retour *ad integrum* de l'organe n'est pas encore complet après vingt-quatre heures ; il est à peu près terminé vers la trente-sixième heure.

Du côté de l'appareil érythropoïétique, rien de bien spécial à signaler ; toutefois, l'augmentation des macrophages d'hématies dans la rate concorde bien avec la diminution du nombre des globules rouges dans le sang.

Tel est l'effet d'une séance de 10 H comparable, dans une certaine mesure, aux séances de la radiothérapie sur l'homme : voyons maintenant l'effet de séances répétées sur une partie localisée des organes hématopoïétiques.

Lapin A

Un lapin reçoit, sur la région fémorale droite, une dose quotidienne de 6 H, le reste du corps étant protégé par des feuilles de plomb.

20 juin soir, 3 h. 1/2. G.R. 4.500.000. G.Bl. 12.000, dont Poly.
69 0/0 = 8.280.

      6 h. Séance 6 H.

      6 h. 1/4. G.Bl. 19.200, dont 75.5 0/0 = 14.496.

21 juin.   11 h. G.Bl. 8.400.

      5 h. Séance de 6 H.

      6 h. — 1/4 d'heure après, 800.

      10 h. 14.400.

22 juin.   3 h. 1/2. 16.800.

      4 à 5 h. Séance de 8 H.

      9 h. 30 soir. 18.000.

23 juin.   2 h. soir. 13.200.

      2 h. 45 à 3 h. 15. Séance de 6 H.

      7 h. 8.400. Poly. 77.

      10 h. 1/2. 17.600.

24 juin.   12 h. 8.400.

      4 h. 8.400.

      Séance de 6 H.

      1 heure après : G. R. 3.999.000. G. Bl. 42.000.

Poly.-Neutro. 75. Myelo. Neutro. 3. Mono. 15. Lympho. 3. Grand Mono. 2. Mastzellen 2.

La moelle fémorale irradiée est jaune, diffluente ; la moelle gauche paraît en pleine activité.

Microscopiquement, on note, du côté droit, une raréfaction très considérable de tous les éléments médullaires et une augmentation formidable de la graisse (acide osmique).

Les mégacaryocytes sont diminués dans la proportion de 1 à 7 du côté opposé; la plupart sont dégénérés, quelques-uns semblent se comporter en macrophages (inclusion de débris de chromatine et de pigments). Nous avons fait un pourcentage des éléments nucléés dans les deux moelles.

	Droit	Gauche	Normal
Petits myélocites......	41	29	31
Grands myélocytes....	13	29	57
Éosinophiles..........	2	1	»
Polynucléaires........	13	14	5
Hématies nucléées	31	27	7

On voit, d'après ce tableau, que la destruction a porté principalement sur les grands myélocytes, respectant relativement les cellules-mères de la série blanche (petits myélocytes) et de la série rouge (hématies nucléées).

Lapin B

Séances quotidiennes de 10 H pendant 10 jours.

Avant : G. R. 4.350.000. H 90. G. Bl. 8.400. Poly. 56. Mono. 42. Lympho. 2.

11 janvier. — 10 H.

12 janvier. — 10 H de 3 h. 15 à 3 h. 55; à 4 h. 1/2 (35 minutes après): G. R. 5.000.000. H 90. G. Bl. 36.000. Poly. 71,5. Mono. 24. Lympho. 3. Myélocytes 1,5. G. R. nucléés 1 pour 500 G. Bl.

13 janvier. — 11 heures matin: G. Bl. 13.200; de 3 h. 5 à 4 h. 45 soir, 10 H. Rayons 9.

14 janvier. — Numération avant séance: G. R. 3.990.000. G. Bl. 36.000. Poly. 60. Mono. 34. Lympho. 4. Myélocytes 2. G. R. nucléés 4 o/o globules blancs. 10 H. Rayons 9, de 5 heures à 5 h. 40 du soir.

15 janvier. — Avant séance, 10 heures matin : G. R. 3.540.000. G. Bl. 13.200. Poly. 46,5. Mono. 41. Lympho. 10. Myélocytes 2. Cellule de Turck 0,5. G. R. nucléés 3,5 o/o globules blancs. 10 H. Rayons 9. 11 h. 45 à midi 25.

16 janvier. — 10 H. Rayons 9. 5 h. 30 à 6 h. 10 soir. Légère diarrhée.

17 janvier. — 10 H. Rayons 9. de 1 h. 30 à 2 h. 10 soir; 4 heures, G. R. 3.510.000, G. Bl. 14.400; 5 h. 1/2, G. R. 3.250.000, G. Bl. 4.800; 6 h. 1/4, G. Bl. 7.200, Poly. 68, Mono. 14, Lympho. 7, Myélocytes 11, Turck 0,5. G. R. nucléés 13 o/o globules blancs; 10 h., G. Bl. 7.200.

18 janvier. — Avant séance, 5 h. : G. R. 2.990.000, G. Bl. 7.800. 10 H.

19 janvier. — 10 heures matin : G. R. 3.290.00, G. Bl. 6.000. 10 H; de 3 heures à 3 h. 3/4, Rayons 9; à 5 h. 1/4, G. R. 3.450.000, G. Bl. 6.000.

20 janvier. — 11 heures matin : G. R. 3.700.000, G. Bl. 9.600. 10 H.

21 janvier. — 11 heures matin : G. R. 3.950.000, G. Bl. 4.400. Poly. 67,5, Mono. 16, Lympho. 8, Myélocytes 7, Cellule de Turck 1,5. G. R. nucléés 9 o/o globules blancs; 3 heures soir : G. R. 4.170.000, G. Bl. 4.200, Poly. 56, Mono 36, Lympho 8, G. R. nucléés 11 o/o globules blancs.

Sur toutes les lames on trouve des leucocytes en histolyse en grande majorité mononucléaires (jusqu'à 20 o/o), 13 o/o au plus de polynucléaires. Sur les dernières lames on trouve de nombreux globules rouges déformés, des microcytes et des macrocytes, des globules polychromatophiles.

L'animal est sacrifié immédiatement après la dernière numération.

La moelle fémorale du côté droit est en transformation graisseuse totale; on ne trouve que quelques cellules nucléées dans les mailles du réseau qui enserre les masses graisseuses.

Ces cellules sont presque exclusivement de petits myélocytes et des hématies nucléées. Du côté opposé, il existe également une exagération de la graisse, mais l'on voit de plus, en dehors des grosses masses de graisse, certaines cellules en plein réseau, infiltrées de fines granulations noires par l'acide osmique. La moelle paraît d'ailleurs en pleine activité, ainsi que la moelle humérale.

Dans la rate, les follicules sont diminués de volume, toute la pulpe est extrêmement congestionnée et riche en cellules ; il existe un grand nombre de globules rouges nucléés et quelques myélocytes (examen sur frottis). Le pigment est extrêmement abondant.

Peu de pigment dans le foie, pas d'altérations cellulaires. Le rein est congestionné, notamment au niveau des glommérules ; dans quelques tubes contournés, l'épithélium est complètement abrasé et réduit à des cellules aplaties n'ayant guère que l'épaisseur du noyau ; en d'autres points, le protoplasme des cellules est tuméfié et granuleux et les noyaux se colorent mal.

Helber et Linser (1) ont étudié l'action prolongée de l'irradiation sur les globules sanguins et ont obtenu non seulement la leucopénie, mais encore la disparition du sang des leucocytes circulant sans altération de l'état général. Ils ont noté la prédominance de l'action destructive sur les mononucléaires et en particulier sur les petits lymphocytes, mais ils n'ont pas recherché les phénomènes immédiats.

Ils ont remarqué la diminution plus lente des globules rouges, l'existence d'hématies irrégulières, de microcytes, de globules polychromatophiles, d'hématies nucléées et de poussées hématoblastiques irrégulières (2). En somme, la production d'une anémie simple. Les organes hématopoïétiques étaient très pauvres en cellules.

De plus, ils ont noté chez la plupart de leurs sujets l'existence de néphrite avec albuminurie et l'ont vérifiée à l'autopsie.

On voit donc que si la réaction immédiate à une irradiation totale et courte est une leucocytose rapide, avec phénomène de réaction des organes hématopoïétiques et une leucopénie passagère, l'irradiation localisée et prolongée donne des poussées leucocytaires irrégulières, une véritable myélocytose, avec exode des myélocytes, de globules rouges nucléés et enfin une leucopénie terminale.

---

(1) *Münch. Med. Woch.*, 1905, n° 15.
(2) Sans faire de numérations, nous avons souvent constaté des augmentations des hématoblastes, après les séances.

Du côté des hématies, on note une diminution du nombre avec polychromatophilie, poïkilocytose, anisocytose, puis des poussées de globules rouges nucléés et de plaquettes sanguines, et le nombre se relève si l'irradiation n'est pas trop prolongée.

Cette irrégularité dans les phénomènes sanguins répond à la complexité des excitations que subit la moelle osseuse. La partie irradiée réagit tout d'abord, puis arrive assez rapidement à une destruction fonctionnelle ; mais, en même temps, le reste de l'appareil réagit à son tour, vraisemblablement sous l'influence de leucotoxines dues à la grande destruction de cellules blanches, et nous assistons à des poussées irrégulières, jusqu'à ce qu'il commence à s'épuiser à son tour et que s'installe la leucopénie.

CHAPITRE III

Comparaison des faits cliniques et des résultats expérimentaux

Les phénomènes hématiques que nous avons observés chez l'animal présentent des analogies frappantes avec les réactions du sang leucémique.

C'est surtout au cours de la leucémie myéloïde qu'une observation minutieuse permet de vérifier une polynucléose immédiate comme chez l'animal, puis des poussées irrégulières analogues à celles des lapins irradiés localement pendant plusieurs jours et enfin la diminution définitive des leucocytes correspondant à la leucopénie terminale.

Nous avons observé les phénomènes de polynucléose, suivant rapidement la séance, chez le malade de l'obs. III.

Quelques jours avant la première séance, le nombre des leucocytes était de 124.000. Huit jours après, c'est-à-dire immédiatement avant la seconde séance, il était tombé à 102.000. Un examen, fait trois quarts d'heure après la fin de cette dernière séance, nous donna le chiffre de 131.000, montrant ainsi une augmentation presque immédiate de 30.000 globules blancs. Huit jours plus tard, le chiffre avait baissé de nouveau et était à 108.000. Huit jours après la troisième séance, il était tombé à 79.000. Nous examinâmes alors le sang toutes les deux heures, après la quatrième séance, et nous trouvâmes les chiffres suivants : avant la séance, 79.200; à midi (un quart d'heure après la fin de la séance), 74.400; à deux heures, 90.000; à quatre heures, 91.000; à six heures, 105.000. Le lendemain matin, le chiffre des leucocytes, vérifié plusieurs fois, avait presque doublé et s'élevait à 195.000. Le surlendemain, il était tombé à 88.300, pour continuer à baisser encore les trois jours suivants : 73.000, 84.000, 61.000. Cette augmentation, parfois énorme, des leucocytes est due, non pas aux myélocytes, mais surtout aux polynucléaires adultes. Ainsi, le sang, qui, avant le traitement radiothérapique, comptait, sur 112.000 leucocytes, 34 o/o de polynucléaires, 65 o/o de myélocytes (parmi lesquels nous comprenons les cellules de Turck) et 0,6 o/o de lymphocytes et mononucléaires dits lymphogènes, présentait, le lendemain de la troisième séance, où le chiffre total était de 195.000, une formule très différente : 52 o/o de polynucléaires, 47 o/o de myélocytes, 0,3 o/o de lymphocytes. Le surlendemain (73.000), la formule était revenue à peu près aux chiffres antérieurs.

Nous avons observé depuis, sur le malade de l'obs. I, la même réaction. Deux numérations faites la veille et le matin du premier jour du traitement, avant toute séance, nous donnent :

$$R = 2.320.000 \quad \left\{ Rap. \frac{1}{7.9} \quad R = 2.280.000 \quad \left\{ Rap. \frac{1}{7.5} \right. \right.$$
$$Bl = 324.000 \qquad\qquad\qquad Bl = 304.000$$

L'examen qualitatif des leucocytes est le suivant :

Polynucléaires neutrophiles	37
Formes de transition neutrophiles	10
Myélocytes neutrophiles	41
Polynucléaires éosinophiles	2
Myélocytes éosinophiles	3,4
Mastzellen polynucléaires	1
— myélocytes	3
Lymphocytes	0,6
Grands mononucléaires	2

Un normoblaste pour 400 globules blancs.

Trois heures après la première séance, le nombre des leucocytes est monté de 304.000 à 402.600. Cinq heures après, il est à 424.000. Neuf heures après, à 308.600. Douze heures après, à

316.000. Le lendemain matin, à 316.800. Cependant que le chiffre des globules rouges ne varie pas et que le rapport $\frac{R}{B}$ passe de 7,5 à 4,3; 5,5; 7,2; 6,7. Il y a donc eu, après cette séance, une augmentation brusque des leucocytes; or, cette augmentation s'est faite presque exclusivement aux dépens des polynucléaires, dont le pourcentage est passé de 50 à 56,5; 60; 58; 56,4 et dont les chiffres absolus ont monté de 155.050 à 261.370; 258.650; 178.988; 178.675. Les variations des mononucléaires, presque tous myélocytes, ont été beaucoup plus faibles; en nombre absolu, ils ont passé de 132.544 à 181.800; 134.920; 117.288; 119.116. Le pourcentage des éosinophiles n'a guère varié, leur maximum est atteint à la cinquième heure. Nous avons donc constaté, de trois à cinq heures après l'irradiation, une élévation considérable du nombre des leucocytes circulant, due en grande majorité aux polynucléaires. A la neuvième heure, le taux primitif était rétabli, mais le pourcentage était modifié : 58 o/o de polynucléaires au lieu de 51 o/o, 38 o/o de mononucléaires au lieu de 43 o/o. De plus, il existait alors dans le sang une forte proportion de *leucocytes en histolyse* (1 o/o de polynucléaires, 6 o/o de mononucléaires). Les deux jours suivants, poussées leucocytaires analogues dans la soirée à 343.000 et 401.200, toujours avec augmentation du taux des polynucléaires; le quatrième et le cinquième jour, nous trouvons 341.000 et 384.000; le septième jour, 438.000.

Dans les semaines qui ont suivi, nous avons noté, après les séances, des ascensions plus ou moins régulières du nombre des leucocytes et toujours avec augmentation du pourcentage des polynucléaires. D'une manière générale, le nombre des leucocytes est resté, pendant les trois premières semaines, au-dessus du chiffre primitif et ce n'est que quelques jours après la quatrième séance qu'il tombe d'une manière constante au-dessous de son point de départ.

En outre le pourcentage est sensiblement amélioré. Il donne :

Polynucléaires neutrophiles...................... 47
Formes de transition neutrophiles............. 18
Myélocytes neutrophiles........................ 26,8

Polynucléaires éosinophiles...................... 3
Myélocytes éosinophiles......................... 2
Mastzellen polynucléaires...................... 2,5
—   myélocytes...................... 0,5
Lymphocytes.................................. 0,2

Un normoblaste pour 400 globules blancs.

Les modifications des éosinophiles et des mastzellen semblent analogues à celles des neutrophiles, puisque nous trouvons encore chez eux une augmentation relative des polynucléaires. Les normoblastes restent au même chiffre.

Guerra (1) a vérifié ces faits, à Turin, dans un cas de leucémie myéloïde. — Avant la séance : G. Bl. 28.000, immédiatement après 58.000. — 6 heures après : 28.000. — Avant la séance : G. Bl. 36.800, dont polynucléaires 70 o/o, immédiatement après 56.800, dont polynucléaires 73,9 o/o, puis G. Bl. 40.000.

Acuma, à l'Institut du professeur Costa, de Buenos-Ayres, a observé les mêmes phénomènes chez un leucémique myéloïde avec 850.000 Gl. Bl. dont 48 o/o de myélocytes.

« A chaque application correspond une augmentation dans le nombre de globules blancs (de 50.000 à 75.000), leucocytose qui descend, après un espace de temps de vingt-quatre à trente-six heures, jusqu'à arriver, en deux ou trois jours, à être inférieur au chiffre initial. A une nouvelle application correspond une nouvelle leucocytose, suivie d'une diminution qui arrive en dessous du chiffre primitif. On observe aussi qu'à chaque application se produit une polynucléose, qui dure quatorze à vingt-quatre heures, et un hypomyélocytose ; entre les deux, existe une espèce d'équilibre qui fait que, quand la première augmente, la seconde diminue et *vice versa* (2). »

C'est là une réaction banale qui n'emprunte son intérêt, chez le leucémique, qu'à la grande quantité de tissu myéloïde irradié, mais de même qu'on le trouve chez l'animal, elle existe aussi chez l'homme en dehors de la leucémie myéloïde.

____

(1) *Gazella degli Ospedali*, 7 août 1905.
(2) *Arch. d'Élect. méd.*, n° 167, 1905.

Guerra l'a observé dans des cas de maladie de Banti. Avant G. Bl. 4.320 dont Poly 66 o/o, après G. Bl. 5.950 dont Poly 75 o/o.

Nous l'avons retrouvé en traitant pour la première fois la moelle osseuse d'un leucémique lymphoïde, arrivé à la leucopénie après une irradiation prolongée des ganglions et de la rate. Avant la séance G. Bl. 3.000 dont Poly 47 o/o = 1.410 (chiffre absolu) — une heure après, G. Bl. 3.900 dont Poly 61,6 o/o = 2964 — quatre heures après, G. Bl. 3.300 dont Poly 48 o/o = 1.384.

Cette réaction sanguine est due à l'émigration, dans le torrent circulatoire, des polynucléaires adultes tenus en réserve dans le tissu myéloïde, elle ne peut donc se renouveler indéfiniment.

Aussi l'observe-t-on facilement à la première irradiation et d'autant moins aisément aux irradiations suivantes que les séances sont plus rapprochées : ce qu'on observe alors, c'est, comme chez l'animal, une série de poussées plus ou moins régulières, avec augmentation des polynucléaires. C'est ainsi qu'après dix séances d'irradiation Schleip et Hildebrandt n'ont pas trouvé la polynucléose immédiate, mais on voit sur leur tableau des poussées leucocytaires irrégulières de 127.000 à 206.000, dans les vingt-quatre heures, avec variations des polynucléaires de 63.000 à 117.700.

Ces variations rapides (1) du chiffre des leucocytes se retrouvent pendant presque toute la durée du traitement, elles produisent, pendant les premiers temps, un relèvement général de la courbe des globules blancs, qui a duré, comme nous l'avons vu, plus de trois semaines chez le malade de l'obs. I et qui persiste plus de cinq semaines dans l'obs. II, où le chiffre des leucocytes part de 235.000, atteint plusieurs fois 300.000 et ne descend à 200.000 que le quarantième jour du traitement.

L'émigration des polynucléaires se produit-elle quand on irradie, non pas la moelle osseuse mais quelque autre partie des organes hématopoïétiques comme les ganglions? Nous avons recherché le

---

(1) On sait qu'il existe assez souvent chez les leucémiques des oscillations dans le taux leucocytaire : les rayons X ne font qu'exagérer cette irrégularité habituelle par les poussées de polynucléose qu'ils y ajoutent.

fait chez un malade atteint de sarcome des ganglions cervicaux. Après une irradiation de 10 H (cinq H de chaque côté) il nous fut impossible de déceler la polynucléose immédiate. Avant séance G. Bl. 12.600, après une heure 12.600, après deux heures 15.300, puis 9.600, diminution des mononucléaires.

Un malade porteur d'adénopathies tuberculeuses suppurées du cou fut irradié des deux côtés (10 H en tout).

Avant la séance, G. Bl. 16.800, immédiatement après 8.700, après une demi heure 21.600, après une heure et demie 15.600, après deux heures et demie 14.700, après trois heures et demie 11.400, après quatre heures et demie, 13.800, après sept heures 11.700. Polynucléose dans la première heure.

Sur une malade atteinte de lymphadénie d'origine tuberculeuse (vérification anatomique obligeamment communiquée par M. Carnot) on note avant la séance G. Bl. 18.000 (poly. 90 o/o. Séance de 10 H sur les adénopathies du cou, une heure après 13.500, deux heures après 13.000, six heures après 14.000. Diminution de tous les leucocytes plus marquée sur les mononucléaires.

Sur un chien leucémique avec 163.000 G. Bl., dont 92 o/o de polynucléaires, nous avons observé, avec Émile Weil, après une séance de 10 H sur les ganglions du cou (1), une simple diminution immédiate de plus de 40.000, qui a persisté dans la suite sans modification du taux des polynucléaires.

Ainsi, la polynucléose immédiate ne paraît pas habituelle lorsqu'on n'irradie pas de tissu myéloïde ; la question mérite encore de nouvelles recherches.

L'irradiation portant sur les ganglions, les phénomènes seront donc différents dans la leucémie lymphoïde. Nous nous sommes efforcés, chez deux malades (obs. I et IV) atteints des deux formes de leucémie, d'employer des doses égales (séances hebdomadaires de 4 H sur la région splénique), la rate se trouvant très hypertrophiée chez le malade atteint de leucémie lymphoïde ; l'évolution du premier malade est rapportée page 30.

---

(1) Ces ganglions sont totalement infiltrés par des cellules embryonnaires ; mononucléaires à protoplasme basophile.

Voici l'évolution du deuxième (Courbe, page 9) :

L'état du sang avant le traitement est :

$$R = 2.130.000$$
$$Bl = 349.800 \quad \text{Rap} = 6.1.$$
$$\text{Polynucléaires} - 1,5 \text{ o/o.}$$
$$\text{Lymphocytes} - 98,5 \text{ o/o.}$$

Dans la première journée, le chiffre des globules blancs n'est monté, cinq heures après la fin de la séance, qu'à 372.000 : il retombait à 376.000 à la neuvième heure et se trouvait, le lendemain matin, à 288.600, en diminution de 63.200 sur le chiffre du début. Malgré quelques oscillations dans le courant de la semaine, le taux des leucocytes s'abaisse petit à petit et reste presque toujours à 50.000 au-dessous du point de départ. Au septième jour, avant la deuxième séance, il est à 253.200, en diminution de près de 100.000. Pendant tout ce temps, pas de modification du pourcentage des globules blancs. A la suite de la deuxième et de la troisième séance, abaissement immédiat du nombre des leucocytes, suivi, le lendemain, d'une forte augmentation; mais ces quelques oscillations s'éteignent vers le milieu de la troisième semaine et la courbe devient franchement et uniformément descendante. Au quatorzième jour, nous n'avons que 267.600 globules blancs; nous tombons, le vingtième jour, à 171.600, et le vingt-septième à 126.000. Les globules rouges n'ont pas varié; le rapport $\frac{R}{Bl}$ est monté à 16,8. Le pourcentage n'a pas varié. Il semble donc qu'on doive opposer complètement la réaction de la leucémie lymphoïde à celle de la leucémie myéloïde, la chute rapide du nombre des leucocytes sans variation qualitative étant l'apanage de la leucémie lymphoïde.

En réalité, l'effet des rayons X sur les leucocytes, quels qu'ils soient, est double : émigration et destruction; mais sur les polynucléaires, la destruction est faible, l'émigration évidente; sur les mononucléaires, les myélocytes et en partie les lymphocytes, la destruction prédomine; l'émigration est trop légère et peut passer inaperçue.

Toutefois, on la vérifie chez l'animal en calculant les chiffres absolus ; on trouve effectivement, au moment des grandes augmentations du chiffre total, un accroissement des mononucléaires comme des polynucléaires.

Nous avons cherché à le mettre en évidence chez notre malade en dénombrant les lymphocytes d'après les processus histolytiques qu'ils présentent.

Si l'on compare deux lames de sang de leucémie lymphatique prises l'une avant, l'autre après l'action des rayons, on est frappé, sur la seconde, par le grand nombre des lymphocytes en histolyse. L'histolyse est soit complète (noyaux isolés formés de chromatine déchiquetée et criblée de trous, ou gardant des limites assez nettes, mais irréguliers, bosselés, à chromatine diffuse), soit partielle (lymphocytes ayant gardé leur protoplasma, mais dont le noyau se colore assez faiblement et se teinte uniformément sans qu'on y puisse distinguer ni mitomes ni nucléoles).

La proportion des cellules en *histolyse totale* est extrêmement variable. Relativement faible dans les premiers jours qui suivent l'irradiation, elle va en augmentant les jours suivants. Mais par moment on trouve des augmentations brusques dans le nombre des lymphocytes normaux, dues évidemment à l'exode de cellules jeunes.

C'est ainsi qu'avant la première séance nous avions 349.800 globules blancs dont 321.816 lymphocytes normaux. 22.737 en histolyse ; deux jours après : globules blancs 255.600 dont 178.920 lymphocytes normaux et 74.124 en histolyse. Jusque-là, le chiffre des lymphocytes a été régulièrement décroissant ; mais le quatrième jour, nous trouvons : globules blancs 293.000 dont 243.190 lymphocytes normaux et 36.880 en histolyse.

Il semble donc qu'à ce moment il y ait eu émigration dans le sang circulant de lymphocytes jeunes, mais qui, déjà touchés par les radiations, arrivent rapidement à l'histolyse. De même, dans les augmentations trouvées un jour après la deuxième et la troisième séance, le nombre des lymphocytes subnormaux est considérable, tandis que les figures histolytiques sont beaucoup plus nombreuses dans les derniers jours de la semaine. Là encore, nous avons poussée lymphocytique dans le sang, mais les cellules frappées par les radiations se détruisent rapidement.

Dans la dernière semaine, le processus destructeur l'emporte définitivement sur l'émigration des lymphocytes.

Ainsi, dans les deux cas, il y aurait forte émigration hors des organes hématopoïétiques. Mais dans la leucémie myélogène, les cellules adultes, polynucléaires, sont beaucoup plus résistantes que les cellules jeunes, myélocytes. Dans la leucémie lymphatique, l'histolyse frappe indistinctement tous les lymphocytes, les cellules adultes émigrent mais sont rapidement détruites, et les cellules jeunes, également frappées, sont incapables de ramener la teneur du sang en leucocytes au point de départ primitif.

D'ailleurs, il y a là une grosse question de dose relativement à la sensibilité des organes hématopoïétiques du sujet, et, de même qu'avec de très fortes doses l'émigration des polynucléaires peut passer inaperçue, avec de faibles doses, l'émigration des mononucléaires devient évidente.

Sur une leucémique lymphatique du service de M. Renon, traitée par notre ami Delherm, nous avons trouvé de grandes oscillations du nombre des leucocytes, avec de très faibles doses (neuf séances de 6 H environ en deux mois et demi) eu égard au volume des adénopathies et à la splénomégalie. — Parti de 498.000 G. Bl. avant la première séance, ce nombre est tombé à 402.000, mais après avoir présenté des oscillations qui lui ont permis de dépasser parfois le chiffre primitif et toujours sans variation du pourcentage.

De même, A. Herz (1) a signalé, chez une leucémique lymphatique, avec 496.000 G. Bl., 92 o/o de lymphocytes, une ascension atteignant 763.000 G. Bl. 4 heures 1/2 après la séance, pour retomber à 576.000 G. Bl. 7 heures 1/2 après. Le tout sans variation du pourcentage.

Ainsi, le processus est bien identique dans les deux ordres de cellules : émigration et destruction, avec prédominance de l'une

---

(1) *Wien Kl. Woch.* 1905, n° 8.

ou de l'autre, suivant les doses employées et suivant les variétés cellulaires.

Mais, si la dose est suffisante, la diminution domine, le leucémique atteint un taux leucocytaire normal, comme l'animal longtemps irradié aboutit à la leucopénie et, de même que l'animal présente à ce stade une augmentation relative des polynucléaires, le leucémique nous offre des modifications considérables de sa formule leucocytaire. Dans la leucémie myéloïde, où la proportion des cellules particulièrement sensibles aux radiations est moindre, 20 à 50 o/o de myélocytes en général, l'amélioration du pourcentage est précoce et précède souvent l'abaissement du chiffre des leucocytes. Dans la leucémie lymphoïde, où les cellules particulièrement sensibles sont extrêmement nombreuses, 90 à 95 o/o de lymphocytes, l'amélioration qualitative est, au contraire, tardive, elle n'est bien nette qu'après la leucopénie.

Si ces modifications des globules blancs sont bien comparables chez l'animal irradié et chez le leucémique traité, les changements des globules rouges nous paraissent également de même ordre dans les deux cas, mais poussés à un moindre degré chez l'homme parce que les doses sont moindres par rapport au tissu érythropoïétique irradié. Tandis que, chez l'animal, l'hémolyse qui accompagne et provoque d'ailleurs la réaction d'hématies nucléées, masque l'effet de la régénération sanguine, chez le malade l'hémolyse est faible, la réaction sanguine va rarement jusqu'à la présence de globules nucléés ; le plus souvent elle se borne à l'existence de polychromatophilie, d'anisocytose, que nous avons remarquée avec une grande prédominance dans les trois ou quatre jours qui suivirent nos séances. En définitive, l'heureux effet de l'excitation de l'appareil érythropoïétique prédomine et le nombre des globules rouges atteint et dépasse même le taux normal. L'amélioration de la série rouge paraît moins nette dans la leucémie lymphoïde, peut-être uniquement parce qu'on néglige de traiter la moelle osseuse, toujours envahie cependant par les lymphomes. Dans l'obs. IV, nous étions arrivés à la leucopénie depuis trois mois ; les ganglions étaient totalement disparus, mais les hématies restaient stationnaires entre 3.100.000 et 3.300.000; nous avons fait alors l'irradiation de la moelle osseuse; le nombre des hématies fléchit d'abord jusqu'à 3.000.000. puis remonta en six semaines à 4.300.000. Nous avons noté, cependant, ce temps de la poïkilocytose, de l'anisocytose et surtout une polychromatophilie intense.

Cet heureux effet des rayons X sur l'anémie ne paraît d'ailleurs pas spécial à la leucémie et, dans un cas d'anémie grave. M. Vaquez (1) a obtenu de la radiothérapie d'excellents résultats.

Il nous reste maintenant à rapprocher des lésions provoquées expérimentalement chez l'animal les modifications des organes hématopoïétiques du leucémique.

Les descriptions histologiques des auteurs sont généralement brèves; peu ont retrouvé sur leurs pièces d'autopsie des altérations comparables à celles qu'à décrites Heinecke.

Nous avons pu examiner deux pièces intéressantes : l'une est la rate d'un leucémique myéloïde, l'autre est un ganglion irradié d'un chien leucémique.

La rate de leucémie myélogène, que nous devons à l'obligeance de M. Grosh (2), présente avant tout des lésions de sclérose diffuse des plus nettes. Ces lésions ne pourraient être imputées à l'action de la radiothérapie, car on les trouve habituellement à cette période de la leucémie myéloïde : MM. Ménétrier et Aubertin regardent cette lésion comme le stade ultime de l'évolution de la lésion splénique; le stade primitif est la transformation myéloïde pure et simple sans sclérose, ainsi que nous avons pu le voir sur une rate leucémique enlevée chirurgicalement à la suite de rupture de l'organe. Mais il existe, en outre, des zones de nécrose bien évidentes. le plus souvent en forme de bandes plus ou moins contournées; les bandes frappent à un petit grossissement par la manière plus intense dont elles prennent l'hématéine; à un plus fort grossissement, on voit que la chromatine des noyaux a pris le

---

(1) *Arch. gén. de Méd.* 1905, n° 16. — Les états anémiques.
(2) Nous sommes heureux de présenter à M. Grosh nos remerciements pour l'amabilité qu'il a eue de nous envoyer les préparations de rate de son leucémique traité. (*Jour. of. Am. Méd. Ass.* 1914. n° 1. tome 2.)

colorant d'une manière diffuse, les limites du noyau ne sont plus nettes; on ne peut distinguer aucun détail nucléaire; bien plus, la coloration basique diffuse sur le protoplasma; en certains points, les cellules confluent et forment un agrégat dans lequel on ne distingue les noyaux qu'avec peine; en d'autres points, on trouve au milieu de cellules mieux limitées, mais toujours avec des dégénérations du noyau, un certain nombre de petites granulations prenant fortement l'hématéine et paraissant des débris chromatiniens en pycnose : nous n'avons vu qu'une fois ces granulations incluses dans un corps protoplasmique (macrophage). Nous n'avons pas retrouvé de lésion analogue, ni dans le ganglion lymphatique, ni dans le rein du même malade.

Notre deuxième observation anatomique porte sur les ganglions inguinaux d'un chien atteint de cette leucémie à polynucléaires de l'animal, que Émile Weil tend à considérer comme une forme de leucémie myéloïde de l'animal (1). Nous avons recherché avec Émile Weil l'effet de l'irradiation sur ce chien. Les ganglions du groupe inguinal droit furent enlevés avant tout traitement, puis, dix jours après, la plaie opératoire étant complètement cicatrisée, l'animal reçut, sur le groupe inguinal opposé, une dose de 10 H (deux teintes du radiomètre de Sabouraud-Noiré) avec des rayons très pénétrants 10—12. La biopsie fut faite cinq heures après la fin de la séance, et nous pûmes comparer les deux groupes ganglionnaires. Du côté non traité, les coupes répondent exactement à la description de Émile Weil, le ganglion a perdu sa structure, il est entièrement infiltré par la cellule embryonnaire mononucléaire basophile; il existe, en outre, sur les coupes, un certain nombre de zones dégénérées; dans ces points, les cellules paraissent plus claires, les noyaux sont vésiculeux, le protoplasma est acidophile, — souvent les cellules ont totalement disparu et l'on voit la charpente fibreuse du ganglion. En un ou deux points, nous avons constaté la présence de débris chromatiniens englobés par des macrophages.

Dans le ganglion traité qui, macroscopiquement, paraissait

---

(1) P.-Émile Weil et Clerc. *Soc. Biol.*, 3 juillet 1915.

moins altéré, on trouve moins, en effet, de régions avec cellules dégénérées; par contre, en de nombreux endroits, les cellules lymphoïdes se sont transformées en une quantité de petites boules chromatiniennes, entre lesquels on aperçoit la trame conjonctive du ganglion, et, autour de cette zone, on voit de nombreux phagocytes, tranchant par leur couleur acidophile sur les éléments voisins, et remplis de débris chromatiniens. La prédominance des phagocytes est encore plus évidente dans l'examen des frottis sur lame des deux ganglions.

Le nombre de ces phagocytes est infiniment plus grand que du côté opposé, alors que les endroits nécrosés le sont beaucoup moins; de plus, ils prédominent dans la région superficielle plus exposée aux radiations. De sorte que nous ne pouvons nous empêcher de comparer ce processus aux lésions que présentent par exemple les follicules de la rate de notre cobaye C, dont l'examen fut fait quatre heures après l'absorption de 10 H. A la suite de l'irradiation des ganglions les adénopathies cervicales du chien ont diminué, comme chez l'homme ; il est donc naturel d'admettre que les ganglions de l'homme leucémique présenteraient, si on les examinait à temps, les mêmes lésions de fragmentation des noyaux et de réaction macrophagique.

En somme, nos constatations anatomiques concordent avec les résultats hématologiques, tant immédiats qu'éloignés, pour nous faire admettre que le processus de guérison de l'homme leucémique est, de tout point, comparable aux réactions de l'animal sain ; il ne nous reste plus qu'à l'examiner avec quelques détails pour en imaginer le mécanisme.

CHAPITRE IV

Mécanisme

L'effet le plus éclatant de la radiothérapie au cours des leucémies, la diminution des leucocytes dans le sang circulant, a été diversement interprété et certains auteurs se sont demandés s'il ne s'agissait pas d'une simple répartition des leucocytes dans les divers organes. Or, il s'agit bien de destruction leucocytaire, comme le montrent et l'augmentation de l'acide urique et la présence dans le sang circulant de formes dégénérées.

L'augmentation de l'acide urique a été constatée par de nombreux auteurs. Nous l'avons recherchée en série et voici les variations subies pendant une semaine. Le malade suivait le régime remarquablement monotone de nos hôpitaux de Paris :

	ACIDE URIQUE	GLOBULES BLANCS	LEUCOCYTES DÉGÉNÉRÉS
du 25 au 26 Décembre	1.175		
— 26 — 27 —	1.125	168.000	7 0/0
Séance de radiothérapie, 12 H			
du 27 au 28 Décembre	1.232	162.000	9 0/0
— 28 — 29 —	1.425	190.500	22 0/0
— 29 — 30 —	1.50	198.000	13 0/0
— 30 — 31 —	1.225		
— 31 — 1ᵉʳ Janvier...........	1.10	153.000	
— 1ᵉʳ — 2 —	1.10		
— 2 — 3 —	0.925	163.000	4 0/0

On voit que le taux de l'acide urique monte progressivement, dans les trois jours qui suivent la séance, pour redescendre dans les derniers jours de la semaine.

Le taux des leucocytes et le nombre des formes dégénérées varient parallèlement; il était de 168.000 avec 9 o/o de leucocytes en histolyse avant la séance; vingt-quatre heures après, il est à 190.000 avec 22 o/o d'histolyse; il retombe à 163.000 avec 4 o/o de formes dégénérées au sixième jour. Le chiffre des phosphates urinaires a également subi une augmentation de un gramme en vingt-quatre heures, après la séance, mais on ne saurait tabler sur une telle constatation sans examen des ingesta et des fèces. L'analyse de l'acide urique a quelque valeur, d'autant que nous avons renouvelé l'expérience et constaté une augmentation de o gr. 50 dans les vingt-quatre heures qui suivirent une autre séance. La destruction des leucocytes est donc un fait acquis et, pas plus que Helber et Linser, nous n'avons pu trouver dans les organes de nos animaux irradiés des accumulations de cellules blanches pour expliquer la leucopénie sanguine.

La fragilité des globules blancs après le traitement a d'ailleurs été élégamment démontrée par Grawitz. Cet auteur, employant une solution hypotonique pour ses numérations, les faisait sans difficulté, avant le traitement, sur son malade leucémique ; après le traitement, les leucocytes se dissolvant dans le liquide, il dut y renoncer et employer une solution rigoureusement isotonique.

Les phénomènes de dégénération portant principalement sur le noyau (1), la disparition des nucléoles et du filament chromatinien en sont les premiers stades ; la chromatine nucléaire, devenue une masse homogène, perd peu à peu ses limites, elle devient irrégulière, se perfore de trous, s'effrange, et finit par se dissocier complètement. Le fait est particulièrement net sur les cellules lymphoïdes, mais on l'observe sur toutes les variétés de cellules. Le corps cellulaire subirait, moins que le noyau, l'influence des Rayons X : Helber et Linser ont trouvé des corps protoplasmiques dépourvus de noyau et ont conclu que les Rayons agissaient

____

(1) Fixation au liquide de Flemming. — Coloration à la Safranine.

primitivement sur le noyau. Nous n'avons point vérifié le fait; par contre, il nous paraît que les Rayons X ne sont pas sans agir sur les granulations leucocytaires.

Les granulations neutrophiles nous ont paru les moins nettement touchées, encore que le nombre nous ait semblé diminué, dans certaines cellules, à tel point que des polynucléaires ne présentaient que deux ou trois granulations : certains, même, en étaient dépourvus si bien que, sauf la forme bien lobée et profondément incisée du noyau, nous les aurions pris pour des grands mononucléaires macrophages. Dans les cellules éosinophiles, nous avons vu, assez souvent, particulièrement dans les moelles d'animaux traités, des granulations voisines, et du volume des granulations α prendre les unes la teinte amphophile, les autres la teinte acidophile, au point qu'on a pu hésiter pour classer les cellules incriminées. Sur d'autres, les granulations étaient confluentes, et le corps cellulaire était rempli d'une masse homogène réfringente, vaguement dentelée, franchement acidophile.

Les modifications des granulations basophiles sont plus nettes encore; tandis qu'avant tout traitement on trouve les granulations β, du leucénique intermédiaire, comme volume entre les granulations α et γ, avec une coloration franchement métachromatique, au bout de peu de temps, on ne trouve plus, par le bleu polychrome que des granulations de volume plus considérable de coloration marron (1), leur nombre diminue, on n'en trouve que trois ou quatre sur certaines cellules.

Par contre, le protoplasme de ces cellules contient de nombreuses vacuoles, dont quelques-unes présentent en leurs centres une fine granulation colorée également en marron. Certaines cellules même sont remplies de ces vacuoles qui ne prennent aucune coloration acide ou basique, ne noircissent pas par l'acide osmique, ne varient pas non plus par l'emploi de l'iode. — S'agit-il réellement de vacuoles ou bien la cellule est-elle bourrée de granulations hyalines, réfringentes et rebelles à tous les colo-

---

(1) Ledingham et Mekerron (*Lancet*, 14 janvier 1905) ont décrit une modification analogue des leucocytes de transition à granulations terre-de-sienne et à protoplasme vacuolaire.

rants employés ? La question est difficile à résoudre, mais nous inclinons cependant vers cette deuxième opinion.

Toutes ces cellules à granulations modifiées peuvent sans doute se trouver chez le leucémique non traité, mais elles nous paraissent plus abondantes après le traitement, en particulier les cellules à grosses granulations marron et à granulations hyalines.

Ces formes variées de dégénération, observées dans le sang, semblent bien montrer que la destruction leucocytaire, si elle se fait comme le démontre l'expérimentation et les constatations anatomiques dans les organes hématopoïétiques, se poursuit en outre dans le sang circulant. La clinique le démontre, en outre, puisqu'on voit la leucocytose continuer à baisser longtemps encore après la séance de radiothérapie. Il est probable que la destruction des leucocytes *in situ* par les rayons, entraîne la formation de leucotoxines qui prolongent longtemps l'action après que l'application est cessée. On sait, en effet, surtout depuis les travaux de Metchnikoff (1), que la destruction leucocytaire amène la formation de leucolysines.

Plusieurs auteurs ont rapproché, à juste titre, les effets de la radiothérapie de l'action des infections sur les leucémies. Au cours des infections, on observe, chez les leucémiques, la diminution des globules blancs et des myélocytes, la régression des tuméfactions ganglionnaires et spléniques, et l'on met en cause l'action leucolytique des toxines microbiennes. Les résultats dus à l'emploi des sérums anti-infectieux, de la tuberculine, relèvent du même mécanisme et on peut légitimement supposer que les effets leucolytiques de ces agents sont prolongés par les produits leucolytiques dus à la destruction des globules blancs. L'effet des Rayons X doit être double, lui aussi. Directement leucolytique dans son action immédiate, il l'est encore indirectement et plus tardivement, grâce aux leucolysines qu'engendre la destruction globulaire primitive. Cet effet est plus durable, parce qu'à dose convenable, il atteint exclusivement les leucocytes en respectant les autres tissus de l'organisme.

____

(1) *Ann. de l'Institut Pasteur*, 1910.

Le mécanisme de l'action sur les globules rouges est plus complexe. In vitro. l'effet des Rayons sur des globules rouges, dans une solution isotonique, est nul (Joachim et Kurpjuweit, Milchner et Mosse, Baermann et Linser), et, cependant, la diminution des globules rouges chez l'animal longtemps irradié est un fait bien acquis. Il nous faut invoquer ici l'action bien connue, depuis les travaux de Levaditi (1), des extraits de rate et de ganglions sur les hématies : cet auteur a montré que les extraits de ces organes jouissent de propriétés hémolytiques, manifestes, propriétés qu'ils doivent à la destruction même des cellules qui les constituent, aux principes thermo stabiles hémolysants qui résultent de cette autolyse, et à la cytase hémolytique sécrétée par les macrophages.

Il paraît légitime de mettre en cause l'action des substances sécrétées par les macrophages, d'autant que Émile Weil a retrouvé ces cellules avec grande abondance dans le sang circulant d'un lymphadénique traité, fait que nous avons vérifié également sur nos préparations; et, d'ailleurs, nous savons l'importance de la réaction macrophagique dans les organes hématopoïétiques irradiés. Le sérum jouit-il réellement de propriétés hémolytiques? Quadrone (2) l'a vérifié et l'expérimentation sur l'animal lui a montré l'augmentation de la cytase hémolytique. Cette hémolyse primitive entraîne secondairement une réaction sanguine. On sait que tous les poisons hémolytiques employés à faible dose ont un effet pléthorisant: à plus forte dose, ils amènent l'exode d'hématies nucléées, ils ne tuent qu'à des doses élevées, quand l'action globulicide est bien supérieure à la réaction qu'elle provoque. Syllaba (3) a précisé tous ces points dans une monographie récente et a montré ainsi le mécanisme de l'action de l'arsenic. L'action des Rayons X pour être plus complexe n'en est pas moins de même ordre : à l'hémolyse provoquée par les cytases macrophagiques répond la réaction sanguine pléthorisante chez nos leucémiques, où la dose

---

(1) *Ann. de l'Inst. Pasteur,* 1903.
(2) *Zentralblatt. f. inn. Med.* 1915, nᵒ 21.
(3) *Arch. gén. de Médecine.* 1905, nᵒ 38.

employée est faible, la réaction avec émigration d'hématies nucléées chez l'animal où les doses sont plus considérables.

En somme, nous voyons que l'action des Rayons X dans la leucémie n'est point différente des effets de l'expérimentation. Les bons résultats qu'on obtient sont fortuits, en quelque sorte, le traitement est palliatif, il n'attaque point la cause inconnue de la leucémie. Son succès est dû à son action sur les cellules, il est transitoire comme les cellules elles-mêmes. Aussi, au renouvellement cellulaire incessant du processus leucémique, doit-on opposer sans cesse de nouvelles irradiations.

CHAPITRE V

Technique

Le mode d'emploi des Rayons X dans les leucémies est dominé, d'une part, par la nécessité de faire absorber des quantités assez considérables des Rayons X, d'autre part, par l'utilité de faire un traitement prolongé et par conséquent de ménager la peau, indépendamment des inconvénients parfois graves des radiodermites intenses. Nous rentrons ici encore dans la règle indiquée par M. Béclère, pour les epithelioma : faire absorber, à chaque séance, la dose maxima; faire des séances aussi rapprochées que le comporte l'intégrité de la peau. Mais l'étendue des régions sur lesquelles peut porter une irradiation efficace est ici assez étendue, et nous avons de ce fait à tenir compte des accidents d'intoxication qui paraissent bien dus à la destruction rapide d'un grand nombre de globules blancs, et des suites malheureuses d'une hémolyse trop brusque que peuvent entraîner des doses trop considérables.

L'irradiation doit porter sur les points malades, c'est-à-dire sur tout l'appareil hématopoïétique. Il est naturel de commencer le traitement par les organes tuméfiés, rate ou ganglions, et d'insister particulièrement sur ces organes qui par leur volume même, sont une cause d'accidents et qui, de plus, nous offrent une grande quantité de tissus hématopoïétiques, particulièrement accessibles aux radiations. Mais il faudra que tout l'appareil hématopoïétique subisse le traitement, puisqu'il est malade dans sa totalité ; l'irradiation devra donc se faire successivement sur toutes les régions où se trouve de la moelle osseuse, et, en particulier, les points où la moelle est particulièrement active chez l'adulte, le sternum, les extrémités costales, les genoux et les coudes. La moelle osseuse devra être traitée même dans la leucémie lymphatique, quoiqu'on puisse penser de l'origine des leucémies, puisqu'à l'autopsie on constate toujours que les lymphomes envahissent la moelle. La même remarque s'applique aux cas de leucémies aiguës, et avec plus de raison peut-être, puisqu'on trouve dans le sang même les signes d'une réaction myéloïde.

Les régions à atteindre étant profondes, il y a avantage à employer des rayons pénétrants puisque les radiations peu pénétrantes sont arrêtées par les téguments, et épuisent inutilement leur action sur la peau. Des ampoules réglables, en particulier les ampoules à osmo-régulateur de Villars, sont préférables ; on ne descendra pas au-dessous des rayons n° 6 du radiochromètre de Benoist et l'on pourra employer des rayons beaucoup plus pénétrants, surtout dans le traitement des extrémités osseuses ou des rates volumineuses. Certains auteurs recouvrent la peau au moyen de lames d'aluminium ou d'étain, pour arrêter les rayons les moins pénétrants. C'est un bon procédé, mais il n'est pas indispensable.

La profondeur de la lésion à atteindre doit encore être considérée pour donner la distance qui doit séparer l'ampoule de la peau. Nous savons que la quantité de rayons reçus sur une surface est en raison inverse du carré de la distance qui la sépare de l'anticathode — et, par suite, la quantité reçue par deux points situés à distance constante l'un de l'autre est d'autant plus différente qu'ils sont plus près de l'ampoule. Par exemple : l'anticathode étant à 15 centimètres de la peau, lorsque la peau reçoit 1 H, un point de la rate hypertrophiée, situé à 5 centimètres de profondeur (20 centimètres du focus) ne recevra du fait de la distance que $\frac{15^2}{20^2} = 0$ H 56 ; si, au contraire, l'ampoule est à 40 centimètres de la

peau il recevra $\frac{15^2}{45^2} = 0\ \text{H}\ 79$. Ainsi la partie des rayons utilisée
en profondeur est d'autant plus grande, par rapport à la partie
nuisible absorbée à la peau, que la distance est plus grande.

L'inconvénient est la durée de l'exposition qui, par doses égales,
varie en raison même du carré des distances : il faut donc, à doses
égales, sept fois plus de temps avec une distance de 40 centimètres
qu'avec une distance de 15 centimètres. En pratique, il faut conci-
lier ces deux desiderata opposés, employer les grandes distances
pour les grandes surfaces, tout un gril costal par exemple, les
petites pour les petites surfaces, comme un petit groupe ganglionnaire isolé. La distance moyenne de nos séances a été de 20 centimètres, mais il nous paraît peu sûr de descendre au-dessous de
15 centimètres. — Pour traiter les grosses rates, nous avons,
comme d'autres auteurs, divisé par des lames de plomb la surface à
traiter en trois ou quatre secteurs que l'on traitait successivement ;
l'avantage c'est que, dans la profondeur, les zones soumises aux
radiations se superposent dans les régions limites et que, par
suite, les mêmes points reçoivent de deux à quatre fois la même
dose sans que la peau soit plus exposée. Les rayons forment, en
effet, un cône divergent à partir de cette sorte de diaphragme que
forme le secteur exposé, et, les diaphragmes étant juxtaposés, les
cônes d'irradiation, pour deux positions voisines de l'ampoule,
se superposent, en profondeur, par leur périphérie.

La fréquence et la durée des séances sont extrêmement variables
dans les observations des auteurs qui ont obtenu de bons résultats :
séance tous les jours, tous les deux jours avec interruptions plus
ou moins régulières. Nous avons autant que possible fait, au début,
des séances hebdomadaires en employant des quantités de
4 H environ (1). Nous y voyons l'avantage de surveiller la réaction
cutanée avant d'appliquer une nouvelle dose. — le traitement
étant plus avancé nous avons autant que possible éloigné les

____

(1) La durée d'exposition varie naturellement à distance égale suivant
l'appareil (machine, bobine) et ses dimensions, et suivant l'ampoule employée.
Nous avons obtenu cette dose de 4 H à 20 centimètres de l'anticathode en des
temps qui ont varié de dix à vingt minutes ; ces variations peuvent naturellement être beaucoup plus grandes.

séances de quinze jours, ce qui nous donnait plus de sécurité encore. Nos résultats ont été certainement moins rapides au point de vue de l'amélioration sanguine, mais l'amélioration de l'état général nous a paru survenir même avec d'assez petites doses.

L'idéal serait de pouvoir soumettre tous les jours, ou tous les deux jours, une région différente à la radiothérapie. Des conditions matérielles (rareté des installations, éloignement des malades) nous ont forcé à traiter le même jour cinq ou six régions différentes et à faire absorber des doses allant jusqu'à 20 H.

Nous avons observé parfois, surtout dans la leucémie lymphoïde, des accidents qui ont consisté en douleurs très vives dans la région splénique, imputables peut-être à la diminution brusque de la rate, avec ruptures d'adhérences anciennes, ou en diarrhées profuses s'accompagnant de perte de poids allant jusqu'à 3 kilogrammes en quatre journées. Ces derniers accidents semblent bien relever d'une action toxique. Pour les éviter, la dose à ne pas dépasser en une séance doit être de 12 à 16 H environ.

Nous avons observé, localement, à deux reprises, des signes légers de stomatite en faisant l'irradiation des ganglions sous-mentaux et sous-maxillaires avec des doses qui n'ont amené du côté de la peau qu'une réaction légère, rougeur et pigmentation consécutive.

L'hémolyse ne paraît pas devoir être souvent mise en cause avec les doses habituellement employées. Toutefois, en particulier dans la leucémie lymphoïde, lorsque les leucocytes et les adéno-pathies diminuent, et que les G. R. diminuent également, avec augmentation de la poïkilocytose et de la polychromatophilie, il sera sage de diminuer ou d'espacer les séances.

Au bout de combien de temps faut-il arrêter le traitement ? C'est là une question délicate. Peut-être doit-on le continuer indéfiniment, et il n'existe pas encore de cas de guérison bien démontrés; d'autre part, il semble qu'on puisse maintenir l'amélioration très longtemps avec des doses faibles et très espacées, qui n'entravent nullement la vie habituelle du malade. Dans la leucémie myéloïde, on ne suspendra les séances qu'après la disparition totale des myélocytes de la circulation sanguine ; dans la leucémie lymphoïde, la leucopénie n'arrêtera pas le traitement, il faudra voir remonter les polynucléaires à leur taux normal, et, dans les deux cas, il faudra revoir les malades souvent et les traiter à la moindre alerte.

En somme, on voit que l'emploi des Rayons X dans la leucémie ne comporte pas des règles particulièrement rigoureuses; l'état de la peau, l'état du sang contrôlé par des examens répétés, sont autant d'indications indispensables pour régler les doses et fixer la durée du traitement.

OBSERVATIONS PERSONNELLES

OBSERVATION I (personnelle)

Leucémie myélogène. — Même malade, *Soc. de Biologie*, 1905, n° 4; *Arch. gén. de Méd.*, 1905, n° 10.

B..., boulanger, âgé de trente-cinq ans.

A. H. — Rien à noter.

A. P. — Pas de maladies dans l'enfance. Classé dans les réserves auxiliaires pour hernie droite. Pas de syphilis. Pas d'éthylisme.

Les premiers symptômes remontent à décembre 1903; ils consistaient en augmentation du ventre avec sensation de faiblesse croissante — et quelques érections intempestives. C'est à l'occasion d'une crise de priapisme qu'il consulta un médecin et que la splénomégalie fut constatée — 21 février 1904. Le médecin traitant a publié l'observation de ce début de la maladie (1) en insistant sur le syndrome, qu'il appelle priapisme de la grosse rate et sur l'heureux effet du débridement des corps caverneux, qui mit fin à une érection prolongée pendant vingt et un jours. L'examen du sang lui montra dans la suite l'augmentation des leucocytes; le ventre continua à grossir, les forces diminuèrent de plus en plus, il s'établit un peu d'œdème des membres inférieurs, le tout en dépit du traitement par le fer et par l'arsenic.

En fin septembre 1904, nous voyons le malade pour la première fois. C'est un homme pâle, aux traits tirés, à ventre extrêmement volumineux; la paroi abdominale est œdémateuse, l'empreinte de la ceinture et du bandage herniaire s'y imprime profondément; il existe également de l'œdème des jambes remontant au genou. Le malade se plaint de faiblesse et d'essoufflement au moindre effort. L'appétit est extrêmement diminué depuis deux mois, les digestions sont pénibles sans vomissements, pas de constipation; de temps en temps, crises de diarrhée.

Huit jours avant l'entrée, le malade a éprouvé des douleurs très vives dans l'hypocondre gauche, qui ne se sont pas reproduites depuis.

A l'examen, on ne trouve rien d'anormal à la poitrine. La palpation du ventre fait reconnaître la tumeur splénique, qui est cachée en haut sous le rebord costal, s'appuie en bas sur la fosse iliaque, remplit

---

(1) *Bulletin Médical*, 1904, n° 12.

toute la moitié gauche de l'abdomen et s'étend à droite jusqu'à 6 centimètres de l'ombilic ; en arrière, elle remplit toute la fosse lombaire. La tumeur est tout à fait immobile, dure, mais indolente.

Le foie déborde légèrement les fausses côtes. — On trouve dans l'urine une petite quantité d'albumine.

L'examen du sang donne, le 30 septembre :

G. R..... 2.280.000
G. Bl..... 305.000

dont :

Polynucléaires neutrophiles	37
Formes de transition neutrophiles	10
Myélocytes neutrophiles	41
Polynucléaires éosinophiles	2
Myélocytes éosinophiles	3,4
Mastzellen polynucléaires	1
— myélocytes	3
Lymphocytes	0,6
Grands mononucléaires	2

Un normoblaste pour 500 globules blancs.

Le malade est soumis à la radiothérapie et reçoit 4 H sur la région splénique, 20 centimètres de distance, par séance hebdomadaire, la sixième séance le 3 novembre. Dès les premiers jours qui suivent les premières séances, le malade se sent mieux, la sensation de tension abdominale diminue, les digestions sont plus faciles et l'appétit augmente, alors qu'il est impossible de noter la moindre diminution de la rate et que les globules blancs sont en période d'augmentation. Leur chiffre reste pendant trois semaines (numérations au moins bi-quotidiennes) environ 50.000 au-dessus du taux primitif, le dépassant parfois de 150.000. Du 1er au 6 novembre, le malade reste à peu près constamment aux environs de 50.000 de diminution sur le chiffre du début.

A partir du 7 novembre, l'irradiation porte sur les os, le malade reçoit quatre séances jusqu'au 17 novembre. A noter quelques tiraillements et quelques douleurs dans la région splénique, après ces séances. A cette époque, bien que les leucocytes soient toujours à 250.000, l'amélioration de l'état général est telle, que le malade rentre dans son village.

Les G. R. sont à.... 2.670.000
— G. Bl. — 252.000

Polynucléaires neutrophiles	53
Forme de transition neutrophiles	13
Myélocytes neutrophiles	23
Polynucléaires éosinophiles	2
Myélocytes éosinophiles	1
Mastzellen polynucléaires	5,7
— myélocytes	0,3
Lymphocytes	2

Normoblaste : 1 pour 300 globules blancs.

La rate mesure 25 × 18, elle est très mobile et atteint l'ombilic sans le dépasser. — Plus d'œdème ni d'albumine.

Depuis cette époque, les séances sont hebdomadaires et sont de 12 à 20 H, réparties sur la rate et les os jusqu'à la fin du mois; les globules blancs diminuent lentement, avec quelques oscillations.

Le malade a repris son travail depuis le mois de février, son état général est excellent; il n'y a pas eu d'autre incident au cours du traitement qu'une légère radiodermite avec phlyctènes, qui a guéri en huit jours, à la région de l'aine gauche et à la face externe des deux genoux. Nous avons fait deux séances en avril et en mai.

Le 28 avril, l'examen du sang donne :

G. R..... 4.300.000
G. Bl.... 11.400

Polynucléaires neutrophiles 81
Polynucléaires éosinophiles 1
Mastzellen polynucléaires 2
Grands mononucléaires 3
Mononucléaires 4
Lymphocytes 9

Pas de myélocytes ni d'hématies nucléées.

Séance le 18 mai, G. Bl. à 12.600.

Au total, le malade a reçu 315 H environ à la peau, en trente séances.

OBSERVATION II (personnelle)

Leucémie myélogène. — Même malade. *Soc. Méd. des Hôpit.* 1905, n° 24

F... : terrassier, âgé de vingt-six ans.

A. H. — Parents bien portants. — Rien à noter.

A. P. — Le malade ne se souvient pas d'avoir été malade dans son enfance. Au régiment, il eut la rougeole avec albuminurie.

Pas d'autres maladies; en particulier pas de syphilis, pas de signes d'éthylisme. Epistaxis assez fréquentes dans l'enfance.

Le premier symptôme de l'affection actuelle fut l'augmentation de volume du ventre dont le malade commença à s'apercevoir vers le mois de février 1903. Peu à peu les forces diminuent, il s'établit une dyspnée d'effort, d'abord peu marquée, puis de plus en plus forte; l'appétit diminue petit à petit, et, vers le mois de mars 1904, le malade constate un peu d'œdème des jambes; il dut cesser son travail en avril 1904.

A cette époque, il présenta des vomissements incessants chaque fois qu'il essayait de manger, il dut entrer à l'hôpital à Etampes où il resta trois mois; le docteur Pasturaud qui le soigna constata à cette époque de l'albuminurie. Sous l'influence du repos et de la médication interne, l'état s'améliora, l'œdème des jambes, les vomissements disparurent, le malade reprit un peu d'embonpoint, mais le ventre reste gros, les forces n'augmentent guère et la dyspnée d'effort persiste.

Le malade fut envoyé à Paris et resta deux mois dans le service du docteur Cutter, où l'on constata encore de l'albuminurie ; il fut soumis, pendant ce temps, à des injections de cacodylate de soude, mais sans aucun effet sur le volume de la rate.

Il est envoyé, le 9 novembre 1907, à l'hôpital Saint-Antoine, dans le service du docteur Béclère, pour être soumis à la radiothérapie.

C'est un sujet de haute taille, un peu grêle, pâle, aux muqueuses un peu décolorées, mais pas très amaigri ; ce qui frappe, c'est le volume considérable du ventre projeté en avant et la cambrure lombaire qui en résulte.

Le ventre est rempli par une masse solide qui est la tumeur splénique ; elle est dure, pas douloureuse, remplit toute la moitié gauche de l'abdomen, descend jusqu'à la crête iliaque et au ligament de Poupart, déborde la ligne médiane d'un bon travers de main sur la droite. La longueur verticale, mesurée suivant la ligne mamillaire, est de 38 centimètres ; la largeur à la hauteur de l'ombilic est de 30 centimètres. Le périmètre abdominal à ce même niveau est 99 centimètres.

Le foie déborde d'un travers de doigt le rebord costal et ne paraît pas très volumineux.

Rien d'anormal dans le thorax, rien aux vaisseaux du cou.

Pas de troubles oculaires. Pas de sensibilité à la pression du sternum ou des os.

Aucune hypertrophie ganglionnaire.

On trouve encore de l'albumine dans l'urine et un peu d'œdème des jambes le soir.

L'appétit est assez bon, pas de troubles digestifs.

La température est subnormale, elle oscille entre 37° et 38°.

L'examen du sang du 9 novembre nous donne 2.700.000 G. R. et 230.000 G. Bl., dont 25 0/0 de myélocytes, permet d'affirmer le diagnostic de leucémie myéloïde.

19 novembre. — G. R. 2.675.000. G. Bl. 255.800.

Polynucléaires neutrophiles 64
Myélocytes neutrophiles 23
Polynucléaires éosinophiles 1
Mononucléaires 12
Un globule rouge nucléé pour 200 globules blancs.

On commence la radiothérapie sur la rate le 9 novembre. A cet effet, la surface splénique est divisée en secteurs à l'aide de lames de plomb et irradiée tous les huit jours, la dose varie de 8 à 16 H. Rayons 8-10 ; puis on irradie la rate et les os à la fois, à partir du 45° jour. La réaction cutanée n'a jamais dépassé l'érythème, d'ailleurs assez fort et suivi de pigmentation marquée. Dès la quatrième séance (50 H), le malade se trouve mieux. Appétit excellent, augmentation des forces, diminution de la dyspnée d'effort.

La diminution de la rate ne fut guère bien visible qu'au bout d'un mois, bien qu'à la mensuration on pût la constater ; on s'explique aisément que la paroi abdominale distendue, revenant sur elle-même au fur et à mesure de la diminution de l'organe, les rapports, par exemple de l'ombilic et du bord splénique antérieur, aient peu changé.

Du 5 au 30 janvier, le malade fit une infection d'allure grippale avec angine et courbature au début, puis symptômes de rhumatisme articulaire subaigu ; à cette occasion il présenta, sans grande douleur, une augmentation de volume considérable du testicule, qui régressa petit à petit ; nous avons pensé qu'il s'agissait sans doute d'une thrombose des veines du cordon. — La fièvre qui accompagnait cette infection fut de 39°, 39°,5 au début ; elle retomba en lysis et disparut vers le début de février.

La radiothérapie fut interrompue quatre semaines ; le volume de la rate augmente un peu et les G. Bl. passent de 163.200 (2 janvier) à 51.000, diminution commune au cours des infections dans les leucémies.

Le malade se remet assez vite, l'albumine qui avait reparu disparaît complètement.

Au 1er février, la rate mesure 20 centimètres × 16, le tour de taille est de 87 centimètres. La diminution de la rate et du chiffre des leucocytes continue alors progressivement, en même temps que persiste l'amélioration générale.

Le 11 avril, la rate mesure 15 × 13. Tour de taille 84 centimètres. Poids 82 kil. 700. Variation de 1.600 grammes, malgré la réduction formidable de la rate et la disparition de tout œdème.

Le 22 avril, angine pultacée, avec deux jours de fièvre à 40°.

28 avril : G. R. 3.936.000. H. 100. G. Bl. 26.500.

Polynucléaires neutrophiles	86
Myélocytes neutrophiles	3,5
Grands mononucléaires	2,5
Mononucléaires	7
Lymphocytes	1

Un globule rouge nucléé pour 500 globules blancs.

Le 30 avril, apparition d'une pneumonie sévère du poumon gauche avec albuminurie marquée.

Le traitement ne fut interrompu que cinq semaines.

La rate recommence à grossir, mais les leucocytes restent stationnaires.

Le traitement a été repris, et le volume de la rate a diminué de nouveau. Le 30 mai, ses deux axes mesurent 19 × 12 centimètres. Tour de taille, 84 centimètres. Le malade a sensiblement maigri, 74 kil 200 ; encore quelques traces d'albumine.

Malgré sa récente pneumonie, il se sent plus fort et moins dyspnéique qu'à son entrée.

29 mai : G. R. 3.000.000. G. Bl. 6.000.

Polynucléaires neutrophiles........................... 80
Myélocytes neutrophiles.............................. 3
Polynucléaires éosinophiles.......................... 1
Polynucléaires basophiles............................ 1
Grands mononucléaires............................... 1
Mononucléaires....................................... 10
Lymphocytes.. 4

Un globule rouge nucléé pour 200 globules blancs.

En l'espace de six mois, il a absorbé à la peau 300 unités H, dont 228 sur la région splénique, le reste réparti sur tout le système osseux du corps (vingt-trois séances).

Au 9 juin, le poids est remonté à 77 kil. 500, les globules rouges à 3.530.000, avec 90 o/o d'hémoglobine et 5.500 G. Bl.

Pendant toute la durée du traitement, la réaction de la peau a été un assez fort érythème avec pigmentation consécutive. Il nous est arrivé deux fois de produire des phlyctènes dans la région splénique.

25 juin. — Le malade actuellement en province, va bien ; il n'a plus trace de radiodermite.

OBSERVATION III

LEUCÉMIE MYÉLOGÈNE (Malade du docteur Vaquez, traitée par M. Jaugeas, suivie par C. Aubertin et par nous.) — *Même malade. Soc de Biologie, 11 juin 1905. — Presse Médicale, 20 août 1905.*

Malade de soixante-trois ans. Rentre à l'hôpital pour une faiblesse croissante qu'il remarque depuis neuf mois environ.

Peu à peu son ventre a grossi. Une dyspnée d'effort s'est installée, les digestions sont pénibles, accompagnées de tiraillements dans la région splénique.

D'ailleurs, dans les derniers mois, l'appétit est considérablement diminué, et, de temps à autre, il y eut un peu diarrhée. — Le malade a maigri beaucoup — en même temps que son ventre grossissait et que les jambes s'infiltraient d'œdème.

Au 18 février, lors du premier examen, on trouve le foie un peu gros, débordant les fausses côtes. Une rate très volumineuse, atteignant la ligne médiane et descendant jusqu'à deux doigts du pubis. Rien au poumon, au cœur souffle systolique. Légère œdème des jambes, un peu d'albumine. L'examen du sang donne G. R. 4.699.000. H 8 1/2 (Malassez). G. Bl. 99.000, dont 50 o/o myélocytes. M. Vaquez porte le diagnostic de leucémie myélogène et institue le traitement par l'arsenic et par l'opothérapie splénique.

Il n'y a pas d'amélioration : les G. Bl. sont à 124.000 le 3 mars, à 112.000 le 16 avril.

Depuis le commencement d'avril, l'état du malade s'est aggravé, la rate a augmenté de volume, atteint le pubis, dépasse la ligne médiane. — La fièvre s'installe avec des frissons de plus en plus forts et de plus en plus répétés ; ils deviennent quotidiens vers le 15 avril, avec ascensions thermiques à 39-39,5.

M. Vaquez décide de soumettre le malade à la radiothérapie dans le laboratoire de M. Béclère. Du 28 avril au 26 mai, six séances hebdomadaires de 5 H, suivies de radiodermite. On trouvera les variations leucocytaires au début du chapitre III. — Dès la première séance, les frissons disparaissent, le malade se sent beaucoup mieux. Au bout de quinze jours, la tumeur splénique semble diminuée, l'ombilic qui était déplissé et saillant est actuellement affaissé.

Les forces vont en augmentant, la température n'atteint que très rarement 37,8. La diminution de la rate est bien nette. Plus trace d'œdème aux jambes.

Le traitement est interrompu jusqu'au 30 juin. Il est repris alors régulièrement par doses hebdomadaires de 4 H, toujours sur la rate, jusqu'au 7 décembre.

Le 3 novembre. — L'état général est extrêmement amélioré, le malade vient seul au laboratoire, le poids est à 85 kilogr., en augmentation de 15 kilogr. sur le poids de début du traitement. Le tour de taille à l'ombilic a diminué de 28 centimètres. La rate, très diminuée, ne déborde les fausses côtes que d'un travers de main.

Le traitement continue sur la rate, soit devant, soit derrière, à la même dose jusqu'au 7 décembre ; on l'interrompt alors, en raison d'une assez forte radiodermite. Le bon état général s'est maintenu.

9 février. — G. Bl. 54.000.

Polynucléaires neutrophiles	68,70	5 o/o dégénérés
Formes de transition neutro	5,40	
Myélocytes neutrophiles	21,35	32 o/o dégénérés
Polynucléaires éosinophiles	0,98	
Myélocytes éosinophiles	1,22	
Cellules de Turck	0,40	
Lymphocytes	1,77	

Un normoblaste pour 100 leucocytes.

On ne revoit plus le malade jusqu'au 13 avril 1905. Il revient alors parce qu'il a de nouveau des frissons avec élévation thermique à 39,5. La rate est hypertrophiée. Le malade est assez affaibli. Doses de 4 H sur la rate, en avant et en arrière.

20 avril. — La fièvre a disparu de nouveau, l'état général n'est pas très amélioré, la rate encore grosse. On fit encore trois nouvelles séances hebdomadaires de radiothérapie, toujours sur la région splénique. Le malade présenta alors de la bronchite, avec congestion pulmonaire, et le traitement a été interrompu.

OBSERVATION IV (personnelle)

Leucémie lymphoïde. — Même malade. *Arch. gén. de Méd.*, 1905, n° 10 ; *Soc. de Biologie*, 1905, n° 4 ; *Soc. Méd. des Hôpitaux*, 1905, n° 24.

Joseph M..., âgé de quarante-deux ans, surveillant de cuisson dans une tuilerie.

A. H. — Deux sœurs mortes en bas-âge ; frères et mère bien portants ; père mort de pneumonie ; femme et enfants bien portants.

A. P. — Rien à noter en particulier, ni syphilis, ni alcoolisme.

Les premiers symptômes de la maladie semblent remonter à 1901. A cette époque, au huitième jour d'une angine fébrile que le malade attribue à un refroidissement, il se produisit, en l'espace de cinq jours, une adénopathie considérable des ganglions du cou et des ganglions de l'aisselle ; les ganglions inguinaux furent très légèrement pris. Les ganglions diminuent ensuite de volume, mais tout en restant bien perceptibles.

Dès cette époque, le malade a remarqué quelque chose de dur dans l'hypocondre gauche ; il semble bien que ce fut déjà la rate grossie et non douloureuse.

En octobre 1903, nouvelle poussée angineuse avec tuméfaction des amygdales, surtout à gauche, sans exsudat sur les tonsilles ; en même temps les ganglions du cou et de l'aisselle grossissent de nouveau, les ganglions inguinaux sont peu touchés.

Le malade fut traité par la liqueur de Fowler et les ganglions diminuent en deux mois. L'état général est plus atteint, il existe de l'amaigrissement ; cependant le malade continue à travailler jusqu'en juillet 1904.

Mais, pendant toute cette période, les ganglions persistent, un peu plus gros qu'avant la seconde poussée. La rate va en grossissant, l'état général est moins bon, l'appétit a diminué, le malade se fatigue vite, s'essouffle facilement.

Le 25 juillet 1904, il fut pris d'une diarrhée intense qui dura cinq jours, accompagnée d'une douleur vive dans la région splénique qui dura jusqu'au 13 août. Le médecin constata la tumeur splénique et fit transporter le malade à l'hôpital.

Le 13 septembre, le malade entre dans le service de M. M. Labbé. Actuellement, le malade n'a plus de diarrhée, les selles sont régulières, la douleur splénique totalement disparue ; il ne se plaint que d'un peu de dyspnée d'effort, l'appétit est rétabli.

Le ventre est très volumineux, et l'augmentation date de juillet 1904. A gauche, on sent la rate énorme formant voussure, atteignant l'ombilic et descendant en bas jusqu'au ligament de Poupart et à la crête iliaque. — Le foie, un peu gros, déborde le rebord costal de un à deux travers de doigt.

De chaque côté du cou, des masses formées de ganglions plus ou moins isolables, chacun gros comme une noisette, atteignent, dans leur ensemble, le volume d'une pomme ; la partie principale occupe la région sterno-mastoïdienne supérieure, mais il existe des chaines ininterrompues le long des maxillaires jusqu'à un gros ganglion sous-mental médian, et, en bas, le long du sterno-mastoïdien et du trapèze, jusqu'au groupe sus-claviculaire également tuméfié; dans les aisselles, masses analogues de la grosseur d'une mandarine.

Quelques ganglions aberrants le long du bord inférieur du grand pectoral, petits ganglions épitrochléens; ganglions inguinaux du volume d'un œuf.

Un peu d'œdème des jambes. Pas de troubles oculaires.

La langue est pâle, les amygdales volumineuses, étalées, d'aspect cérébroïde; à noter qu'en raison de leur volume elles ont déjà été excisées. L'examen du thorax montre une légère submatité le long de la colonne vertébrale, à la hauteur du hile avec un léger souffle et du retentissement de la voix à droite. Rien aux sommets ni aux bases. Rien en avant, pas de souffle au cœur, mais un peu d'accentuation au deuxième bruit à l'artère pulmonaire. Pas de souffle vasculaire du cou. Légère albuminurie. Le poids qui était de 84 kilogrammes en avril est de 76 kilogrammes.

L'examen du sang donne :

Oxy-hemoglobine (Henocq)....................	5 0,0
G. R..	1.969.000
G. Bl..	285.900
Lympho..	91
Mono..	7
Poly..	2

Le diagnostic de leucémie lymphoïde est fait et le malade est soumis au traitement arsenical injection sous-cutanée de cacodylate de soude. Malgré ce traitement, le chiffre des gl. blancs continue à s'élever et nous trouvons dans les quinze jours qui suivent : 343.000, 345.000 et 349.000 gl. blancs, sans modification du pourcentage, et les G. R. restent stationnaires à 2.000.000 environ. L'appétit est bon. La dyspnée, l'œdème des jambes persistent, ainsi que l'albuminurie.

Le poids est monté à 80 kilogrammes.

La radiothérapie est commencée le 3 octobre, tout d'abord uniquement sur la rate, elle sera continuée par séances hebdomadaires. — Dans les jours qui suivent, l'état général reste bon.

3 octobre. — G. R. 2.135.000. G. Bl. 349.800.

Lymphocytes	98
Mononucléaires......................	0,5
Polynucléaires	1,5

Après la deuxième séance, le malade éprouve douleurs, tiraillements, dans la région splénique, dès le soir. Reste couché deux jours; les douleurs disparaissent. Les gl. blancs ont baissé de 100.000. Le lendemain de la troisième séance, quelques tiraillements, mais moins intenses; le malade ne se couche pas.

1ᵉʳ novembre. — G. R. 2.125.000. G. Bl. 126.000.

Lymphocytes	97
Grands mononucléaires	1
Polynucléaires	2

Le soir de la cinquième séance, quelques tiraillements encore, mais peu marqués; la dysphagie, légère d'ailleurs, observée depuis quatre ou cinq jours, est fort diminuée dès le lendemain. Rate considérablement diminuée. Le 4 et 5 novembre, quelques tiraillements au bord supérieur de la rate.

La sixième séance, le 8 novembre, a porté sur la rate et sur chacun des deux côtés du cou; le lendemain, le malade se plaint de douleurs vagues dans les ganglions cervicaux-mastoïdien gauche, douleurs lombaires avec sensation de fatigue, langue un peu sale, amygdales toujours grosses, mais pas spécialement rouges.

Le 16 novembre, vingt-quatre heures après l'irradiation, il paraît manifeste que dans tous les groupes irradiés les ganglions sont plus mous et plus facilement isolables les uns des autres.

Le 26 novembre. — Le malade a ressenti, dans les deux aisselles et dans les régions parotidiennes, des tiraillements qu'il compare spontanément à des fils qui seraient distendus; la diminution de volume des ganglions a été extrêmement rapide et considérable dans ces derniers jours.

Le 30 novembre. — Les ganglions des deux aisselles, et même du cou, n'ont pas varié de volume mais paraissent d'une consistance moins ferme.

3 décembre. — G. R. 2.810.000. G. Bl. 9.000.

Lymphocytes	88,5
Mononucléaires	0,5
Polynucléaires	10
Éosinophiles	1

Le 19 décembre. — Les ganglions parotidiens du côté droit paraissent augmentés; du côté gauche, au contraire, il y aurait diminution, aussi bien dans les ganglions parotidiens que dans les cervicaux et sus-claviculaires.

Le 21 décembre. — Les ganglions parotidiens droits ont diminué.

Le 24 décembre. — Le lendemain de la séance (13 H), à cinq heures du soir, le malade, étant assis, éprouve une douleur subite et assez vive dans le flanc gauche, avec sensation de pesanteur sur la vessie et irradiation dans le testicule gauche.

Il se lève pour aller uriner et, dans ce trajet, il a la sensation de quelque chose qui se rompt; en même temps, il lui semble que la rate se déplace en avant; les douleurs ont continué très vives pendant une grande partie de la nuit et n'ont cessé que vers quatre heures du matin; quelques vomissements vers cinq heures et demie du soir, pas de diarrhée la nuit et deux selles diarrhiques dans la journée du 25.

Le 25, le malade se sent assez bien, il a cependant quelques coliques dans la journée.

La rate semble très diminuée de volume, toutefois il faudrait tenir compte pour la dimension horizontale du déplacement possible de la rate en bas.

Les 17, 18, 19 janvier, diarrhée avec coliques assez fortes, tiraillements au niveau de la rate.

30 janvier : G. R. 3.132.000. H 80 (Tallqvist). G. Bl. 3.000.

Lymphocytes	25,5
Mononucléaires	16,5
Polynucléaires	53 »
Eosinophiles	5 »

Les 1er et 2 février. — Coliques. — État général meilleur. — Glycérophosphate depuis huit jours.

13 février. — Pas de coliques pendant la semaine et pas de diarrhée; le groupe des ganglions sous-maxillaires droits irradiés est entièrement diminué.

Le 20 février. — Un peu de stomatite sur la gencive inférieure à partir du lendemain de la séance du 13 février et pendant quatre jours, guérit rapidement par gargarismes de salicylate de soude. — (A comparer avec accident analogue survenu vers le 1er décembre, à la suite de l'irradiation des ganglions sous-maxillaires). — Quelques douleurs dans les articulations.

Très légères coliques le 21 février; encore quelques douleurs dans les coudes et les omoplates. (Pas de diarrhée.)

Le 6 mars. — La rate paraît un peu diminuée.

Le 13 mars. — A partir du lendemain de la vingt et unième séance, 7 mars, le malade a été pris de coliques et de diarrhée qui ont été en augmentant; le maximum a été le quatrième et le cinquième jour (10 selles dans les vingt-quatre heures, avec un peu de sang dans les matières; puis ont été en diminuant, après absorption de bismuth. — Légère gingivite (inférieure) du sillon gingivo-génien.

Les 8 et 10 avril. — La radiothérapie a porté sur les os et le sternum.

Le 22 mai. — On sent encore quelques petits ganglions, gros comme de petites noisettes, dans les deux régions sus-claviculaires et dans les régions sous-maxillaires, surtout à gauche. La rate paraît un peu plus grosse, 17 × 13.

Au 3 juin, le malade, qui a recommencé à travailler depuis cinq semaines, se trouve bien : les ganglions du cou ont diminué et sont à peine perceptibles. L'hypertrophie des amygdales a disparu. La rate a diminué également. L'aspect est bon, les forces augmentent; il n'y a plus d'œdème des jambes le soir, ni d'albumine dans l'urine. Le poids est 80 kil. 100.

3 juin : G. R. 4.250.000. H g). G. Bl. 3.600.

Lymphocytes.................................	18
Mononucléaires...............................	14
Polynucléaires...............................	58
Eosinophiles.................................	5
Cellules de Turck............................	5

Le 9 juin. — Le bon état du malade persiste.

Pendant tout le traitement. la réaction de la peau n'a pas dépassé l'érythème, suivi d'assez forte pigmentation.

Le malade a reçu. au total. 294 H en vingt-quatre séances.

Les dix-neuf premières séances ont eu lieu régulièrement chaque semaine. Les cinq dernières (76 H). ont eu lieu le 6 mars, les 3 et 10 avril. le 22 mai et le 3 juin.

Les quatre premières séances de 4 H ont été faites sur la rate ; les autres réparties sur la rate et les ganglions ; deux séances sur la moelle osseuse (30 H).

OBSERVATION V

Leucémie lymphoïde. — (Malade du Dʳ Rénon, traitée par le Dʳ Delherm et suivie par nous)

Femme de trente et un ans : concierge.

A. H. — Un enfant mort de méningite à vingt-deux mois.

A. P. — Pas de maladie dans l'enfance. Réglée à treize ans. Mariée à vingt-deux ans. Deux accouchements, à vingt-trois ans et à vingt-sept ans.

Les premiers symptômes semblent remonter à l'âge de vingt-cinq ans (1899), faiblesse, anémie, quelques troubles gastriques et céphalée fréquente. Pleurésie droite, guérie sans ponction en juin 1902. Les symptômes précédents vont en augmentant; plus de toux, pas d'angine, pas d'hémorrhagie.

En janvier 1903, la malade remarque. par hasard. un petit ganglion sous-maxillaire droit.

En mai 1904. — Les ganglions cervicaux sont augmentés.

En juillet 1904. — Apparition de ganglions dans les aisselles.

Un examen du sang montre l'augmentation considérable des globules blancs. Traitement arsenical par injections sous-cutanées de cacodylate de soude.

Depuis cette époque les adénopathies cervicales et axillaires ont conservé le volume actuel. il s'est développé des ganglions dans les aines, la rate a considérablement grossi. l'état de faiblesse et d'anémie a été progressif.

La malade rentre dans le service de M. Rénon à l'occasion d'une légère laryngite.

Le 6 avril 1905. — Femme très pâle, extrêmement affaiblie, incapable de monter quelques marches, pouvant à peine faire quelques pas autour de son lit.

Indépendamment de la faiblesse, la malade se plaint de céphalée extrêmement intense, avec bruit de souffle subjectif très marqué, l'empêchant de dormir; il existe, d'ailleurs, un léger écoulement de l'oreille droite.

Les ganglions du cou forment des masses irrégulières du volume du poing, déformant toute la région, maintenant la tête en extension et en gênant considérablement les mouvements. Les ganglions sous-maxillaires parotidiens, les chaînes sterno-mastoïdiennes et les groupes sus claviculaires sont intéressés.

Tour du cou au niveau de l'os hyoïde : 46 cm 5, au point minimum : 39 cm 5. Diamètre transversal à 3 centimètres au-dessous du lobe de l'oreille : 14 cm 5.

Les ganglions des aisselles forment des masses grosses comme le poing. Les ganglions inguinaux sont aussi volumineux. La rate hypertrophiée descend jusqu'à la hauteur de l'ombilic, mais reste à 4 centimètres à gauche de la ligne médiane. Hypertrophie amygdalienne, œdème des jambes, un peu d'albuminurie.

L'examen du sang donne : G. R. 1.428.000. H 40 (Tallqvist). G. Bl. 873.000. Lymphocytes 99.5 0/0.

11 avril : Même état.

Sang : G. R. 1.230.000. H 50. G. Bl. 968.000. Même pourcentage. Première séance de radiothérapie : 6 H. en deux fois, sur les ganglions du cou, de chaque côté.

La malade respire mieux, les bruits de souffle ont diminué.

16 avril. — Sang : G. R. 1.236.000. H 50. G. Bl. 686.400. Même pourcentage. Nombreuses formes dégénérées. 3 H sur la rate.

Depuis cette époque, la malade a subi sept séances sur les divers groupes ganglionnaires et la rate, 6 H environ à chaque séance.

Les globules rouges sont restés stationnaires vers 1.250.000. L'hémoglobine a augmenté jusqu'à 70 0/0. Les globules blancs ont présenté de grandes oscillations.

Le 18 avril : G. Bl. 885.600. — Le 25 avril : 771.000. — Le 6 mai : 980.000. — Le 12 mai : 441.900. — Le 23 mai : 630.000. — Le 2 juin : 602.000. — Le 16 juin : 502.000, sans modification du pourcentage.

Après chaque séance on note de nombreuses formes dégénérées sur les préparations colorées. La diminution des ganglions du cou s'est accentuée le dixième jour environ. Les deux tours du cou sont respectivement : 43 cm 5 et 34 cm 5. — Le diamètre transversal : 12 cm 5.

La rate est sensiblement diminuée. Les ganglions axillaires et inguinaux ne sont pas modifiés.

L'état général est amélioré, la malade se lève et commence à aller et venir dans la salle. Le traitement continue.

OBSERVATION VI (personnelle).

Leucémie lymphoïde à marche subaiguë. — *Même malade. Soc. Méd. des Hôpit., 1903, n° 3, M. Labbé, Purpura et Leucémie.*

Malade de cinquante-quatre ans, postier, A. F. nuls.

A. P. Bonne santé dans l'enfance, cependant épistaxis fréquentes, notamment au printemps.

Depuis avril 1903, quatre graves épistaxis, une hémorrhagie intense de l'oreille droite.

En août 1903, le malade présente des ecchymoses multiples, des hémorrhagies gingivales, il saigne très abondamment à la moindre écorchure.

27 août, faciès pâle, haleine fétide, gencives fongeuses et saignantes. Quelques ganglions cervicaux et sus-claviculaires avec tissu périganglionnaire mollasse, pseudo-lipomateux. Foie normal. Rate non perceptible à la palpation, matité d'un travers de main. Poids 70 kilogrammes.

Sang G. R. 3.130.000. Valeur globulaire 0.50. G. Bl. 20.000.

> Polynucléaires............. 15
> Mononucléaires........... 2
> Lymphocytes 83

Traitement à l'arsenic, au chlorure de calcium et à l'adrénaline.

25 septembre. — Amélioration, moins d'hémorrhagies, toujours des ecchymoses.

G. R. 3.500.000, oxyhémoglobine 7,5 o/o Henocq.

G. Bl. 38.400, mononucléaires et lymphocytes 85 o/o.

Globules rouges irréguliers, un normoblaste et un mégaloblaste.

9 octobre. — G. Bl. 40.000, avec mononucléaires et lymphocytes 79 o/o.

15 octobre. — Amélioration subjective, augmentation des ganglions sus-claviculaires et axillaires. Matité splénique de deux travers de doigt, toujours des ecchymoses.

31 octobre. — G. R. 2.720.000. G. Bl. 53.000.

25 novembre. — Légère amélioration, G. R. 3.090.000. G. Bl. 71.000. mononucléaires et lymphocytes 81 o/o.

25 décembre. — G. R. 2.728.000, G. Bl. 67.000.

Toujours la même tendance aux hémorrhagies cutanées. Dyspnée d'effort.

Le 2 janvier. — M. Labbé envoie le malade au Laboratoire de M. le D° Béclère, pour y être soumis à la radiothérapie.

Le malade est très pâle, extrêmement dyspnéique; il a dû suspendre tout travail; nombreuses pétéchies sur le tronc et les membres; ganglions sus-claviculaires et sterno-mastoïdiens augmentés de volume, formant des masses du volume d'une mandarine environ.

Dans les aisselles, adénopathies un peu plus petites, adénopathies moindres dans les aines.

Dans ces masses tuméfiées, les ganglions ne sont pas isolables, on les sent mal au milieu du tissu périganglionnaire infiltré. — Matité splénique, trois doigts.

Examen du sang : G. R. 1.930.000. H. 40 (Tallqvist). G. Bl. 76.400.

Polynucléaires 7
Lymphocytes.. 92.5
Myélocytes neutrophiles.......................... 0.5 o/o

Un normoblaste et un mégaloblaste pour 200 globules blancs.

Le traitement commence le 2 janvier, il est suivi régulièrement jusqu'au 28 février, chaque semaine, par dose de 4 H sur la rate et les ganglions; on irradie trois ou quatre régions à chaque séance; il y eut neuf séances; le malade reçut 88 H. Rayons 7-9.

Le 30 janvier, après quatre séances, le malade se trouve amélioré, les adénopathies ont diminué, la dyspnée d'effort est moindre, il ne se produit plus de pétéchies ni d'ecchymoses, il n'y a pas eu d'hémorrhagies nouvelles.

G. R. 1.990.000. H. 50 (Tallqvist). G. Bl. 23.400.

Polynucléaires...................................... 20
Grands mononucléaires 4
Mononucléaires.................................... 8
Lymphocytes 67
Eosinophiles....................................... 1

6 février : Déformation globulaire assez marquée; 1 globule rouge nucléé pour 200 globules blancs.

L'amélioration persiste, adénopathies encore diminuées.

G. R. 1.908.000. G. Bl. 9.900.

20 février : Même état. G. R. 2.200.000. G. Bl. 5.200.

Polynucléaires...................................... 60
Grands mononucléaires 8
Mononucléaires.................................... 11
Lymphocytes 14
Eosinophiles....................................... 3
Cellules de Turck 4

Le 29 février : La dyspnée augmente de nouveau, nombreuses pétéchies, avec prurit marqué, très grande pâleur, grande faiblesse. G. R. 1.612.000. G. Bl. 5.800.

Le malade ne revient plus se faire traiter, il fut empêché par quelque indigestion la semaine suivante, et depuis ne put quitter la chambre en raison de son extrême faiblesse. Le 24 mars il était mourant, dyspnée marquée, pas de fièvre, délire tranquille, pas d'œdème.

L'examen du sang donnait :
G. R. 1.218.000. H. 30. G. Bl. 18.300.

Polynucléaires 78,5
Grands mononucléaires 1,1
Mononucléaires 9,8
Lymphocytes 7,4
Cellules de Turck 3
Mastzellen 0,2

Mégaloblaste 0.55. Normoblaste 1,75 pour 100 globules blancs. — Poïkilocytose et polychromatophilie très intenses.
Le malade meurt dans la nuit.

RÉSUMÉ DES OBSERVATIONS DÉJA PUBLIÉES

I. — Formes aiguës et subaiguës

OBSERVATIONS VII, VIII, IX

LEUCÉMIE LYMPHATIQUE SUBAIGUE. — **Capps et Smith.** *Journal of Am. Med. ass. 1905, n° 13.*

Diminution de la rate. Les ganglions reprennent le volume normal, les leucocytes tombent de 70.500 à 25.000. Mort après douze mois de traitement.

Leucémie lymphatique subaiguë, pas de modification de la rate ni des ganglions, les Gl. Bl. passent de 80.000 à 64.500. Mort après six semaines de traitement.

Leucémie lymphatique aiguë, pas de changement de la rate ni des ganglions, les Gl. Bl. montent de 69.000 à 299.000. Mort après dix jours de traitement.

OBSERVATION X

LEUCÉMIE AIGUE. — **Churchill.** *Am. Journ. of Med. Sciences, 1905*

Enfant de quatre ans. Depuis deux à trois mois pâleur progressive et anorexie.

17 septembre. — Apparition, depuis deux jours, de pétéchies peu nombreuses sur le cou, le tronc, les membres, ecchymoses légères par places. Rate déborde les fausses côtes. Fièvre G. R. 3.116.000. G. Bl. 35.000. Dont Mono 99 o/o.

21 septembre. — On trouve du streptocoque dans le sang.

22 septembre. — G. R. 1.892.000. G. Bl. 80.000. Même pourcentage. Docteur Pusey commence la radiothérapie.

24 septembre. — Température plus élevée. Irrégularités du pouls.

25 septembre. — G. Bl. 20.040.

27 septembre. — Aggravation, sang dans les selles.

28 septembre. — G. R. 1.280.000 (1 normoblaste) G. Bl. 8.000. Même pourcentage plus un mégaloblaste.

29 septembre. — Moribond — Cheyne Stokes — mort le soir.

OBSERVATION XI

LEUCÉMIE MYÉLOGÈNE A FORME SUBAIGUE. — **Sabrazès**. *Gaz. Hebd. des Sc. Méd. de Bordeaux*. n° 37, 1904.

J. D., trente-six ans, cultivateur. — surmenage intellectuel, excès de tabac et excès génitaux.

Depuis un an augmentation du ventre, urines rougeâtres légèrement albumineuses.

Hypertrophie de la rate constatée en juin 1903.

A cette époque, pâleur, faiblesse, pouls 108, appétit assez conservé. Petites pétéchies à face interne de la jambe. Pas de ganglions. Rate descend jusqu'au pubis. Foie normal. Bruit de galop, œdème malléolaire, albumine 0,60 par litre.

Le 12 juin. — G. R. 2.212.000, H 45, G. Bl. 824.000, Poly. neutro 33,4. Myélo-neutro 22,9. Poly. éosinoph 8,6, Mastzellen 17,8. Grand lympho 3,6, Petit lympho 3,6. — Normoblastes assez nombreux, hématies polychromatophiles, anisocytose, poïkilocytose.

Pas de troubles oculaires. Réflexes exagérés.

17 juillet. — Douleurs spontanées très vives dans l'hypocondre gauche augmentant après les repas. Ecchymoses spontanées sur les jambes.

6 août. — Nodosités à face externe du tibia droit avec ecchymoses (trauma quinze jours auparavant); à la hanche droite, tuméfaction analogue. Tendance générale aux ecchymoses. Douleurs le long des tibias. Douleurs sternales.

Augmentation de tous ces symptômes.

Troubles oculaires allant jusqu'à la perte complète de la vue. Neuro rétinite leucémique avec dilatation des vaisseaux et pointillé hémorrhagique. Surdité avec bruits subjectifs. Œdème augmenté.

Traitement : hémoglobine, moelle osseuse.

Du 1er au 5 octobre. — Trois séances de radiothérapie par semaine, neuf en tout. G. R. 1.929.000 H 52 0/0. G. Bl. 750. — 100. Poly. 53. Myélo neutro 11. Poly éosinoph 9. Myélo éosinoph 1, 2. Mastzellen 10. Grand mono 5. Grand Lympho ou F. de trans. aux myélo neutro 9. Sang très poisseux. Un peu d'atténuation des douleurs sternales. Légère diminution de consistance de la rate, le traitement n'est pas continué plus longtemps. Augmentation de la faiblesse, de la fièvre, des hémorrhagies.

Disparition des œdèmes par le régime déchloruré. Mort le 7 décembre.

II. — Leucémie Myélogène

OBSERVATION XII

Leucémie myélogène. — **Ahrens.** *Münch. Med. Woch.*, 1904, n° 24

Homme de vingt-un ans. — Début il y a 1 an 1/2, faiblesse croissante avec sensation de pesanteur à l'hypogastre et dyspnée. Douleurs osseuses dans le bras droit.

Actuellement, augmentation de volume du ventre, rate grande comme deux mains d'homme. Rapport G. Bl. : G. R. 1 : 1. Irradiation quotidienne de 5-10 minutes sur la rate, le sternum et les os longs.

Après vingt séances, amélioration considérable de l'état général, diminution considérable du ventre, facies plus coloré. — A la quarantième séance le rapport des globules sanguins est 1:525 à la cinquantième, la rate est à peine accessible à la palpation. Le malade en état de santé florissante reprend ses occupations, un mois après, pas de modifications sanguines.

Quinze jours plus tard, point de côté violent dans la région splénique avec nouvelle tuméfaction de la rate. — Nombre des globules blancs vingt-deux fois plus grand qu'à la numération précédente, fièvre 39° et 40°. Mort en quelques jours, malgré tentative nouvelle de radiothérapie. Il s'agit d'une récidive aiguë de la leucémie.

OBSERVATION XIII

Leucémie myélogène. — **Arnsperger et Cramer.** *Med. Klin.* 1905, II 5 et Folia Hemat. 1905

Malade de trente-six ans. — Splénomégalie.

G. R. 456.000 H-70. G. Bl. 295.000. Diminution des polyneutro. et éosinophiles, forte diminution des lympho. — Nombreux myélocytes granuleux. Poïkilocytose modérée, quelques normoblastes.

Après vingt irradiations, diminution des douleurs spléniques, du volume et de la consistance de la rate. — G. R. 4.700.000 H 75, G. Bl. 17.000. Diminution des Mono. Augmentation des Poly, des Lympho et des Normoblastes. Poïkilocytose encore assez marquée.

OBSERVATION XIV

Leucémie myélogène. — **Barjon, Cade et Nogier.** *Lyon Médical*, 1904, n° 30

Homme de vingt-quatre ans. Reste faible et anémique, depuis un ictère remontant à un an.

12 octobre 1903. — Mauvais état général, pas d'œdème, tempéra-

ture 38° tous les soirs. Pas de ganglions. Rate énorme, occupant tout le flanc gauche, débordant la ligne blanche à droite, remplissant la fosse iliaque droite et remontant, à droite, jusqu'à deux travers de doigt du rebord costal. Consistance dure, pas de bosselures. Dyspnée. Pas d'albumine.

G. R. 2.790.000. — G. Bl. 170.000. — Poly. 24. — Grand Mono-Myélocytes 70. — Éosinophiles 2. — Lympho o. — Cellules à noyaux intermédiaires 4.

En trois mois, vingt et une séances de 12'. — Rayon de 9 cm. d'étincelles. — Légère radiodermite. — Ampoule à 20 cm.

Diminution de température le lendemain des séances. — Diminution des douleurs et des frottements spléniques. — Pas de modification de volume appréciable. — Pas de modifications leucocytaires.

28 janvier 1904. — G. R. 3.112.000. — G. Bl. 309.880. — Cachexie progressive.

Mort en avril 1904.

OBSERVATION XV

LYMPHO-SARCOMATOSE AVEC LEUCOCYTOSE ET MYÉLOCYTOSE. — **Bergonié**. *Gaz. heb. des Sc. Médical. de Bordeaux*, 1904, n° 44

Après trente-cinq séances, en 1 mois 1/2, les hématies passent de 4.000.000 à 5.000.000, les leucocytes de 37 à 18.000. — Amélioration locale et générale.

OBSERVATION XVI

LEUCÉMIE MYÉLOGÈNE. — **Bozzolo et Guerra**. *Gaz. degli. Ospedale*, 7 avril 1904 et *Acad. Méd. Turin*, 8 juillet 1904 et 27 janvier 1905

Leucémie Myéloïde avec splénomégalie et température à 39, 40°, avant tout traitement.

7 novembre 1903. — G. R. 2.800.000, G. Bl. 150.000 dont Poly 52 et Myélo 17. Série d'injections de tuberculine.

17 janvier 1904. — G. R. 2.720.000, G. Bl. 128.000. Poly 56, Myélo 16.

Radiothérapie commencée le 19 janvier; après huit jours de traitement la température est à 38°5; elle est à la normale au quatrième mois.

Diminution de consistance de la rate, dans le premier mois, puis diminution considérable du volume dès le cinquième jour. Amélioration de l'état général. Augmentation de poids de 15 kilogrammes. Les leucocytes tombent à 10.000 au troisième mois. Légère ascension ensuite.

12 juin. — G. R. 3.058.000, G. Bl. 42.800 dont Poly 70 0.0 et Myélo 70 0.0. Constatation des phénomènes de polynucléose immédiate.

Le traitement est interrompu en juin. Augmentation de la rate constatée en octobre.

En novembre, état général toujours bon, mais G. Bl. 178.000. H 60 o/o.

La radiothérapie est reprise en décembre et les globules blancs retombent à 78.000. H 80 o/o. Le traitement est fait irrégulièrement.

En janvier. — G. Bl. 30.000. La rate qui avait repris en novembre le volume qu'elle avait avant les premières séances de radiothérapie a diminué de nouveau.

Le 27 janvier. — La malade se trouve bien, elle a repris son travail G. Bl. à 120.000.

OBSERVATION XVII

LEUCÉMIE MYÉLOGÈNE. — **Brown.** *J. Of. Am. Med. Ass., 1904, n° 13*

Homme de trente ans, vu le 1ᵉʳ juillet 1903.

Faiblesse, douleurs dans le dos et le flanc gauche. S'est arrêté de travailler depuis deux jours. Tousse légèrement. Depuis six mois dyspnée, céphalée.

État actuel. — Anémie générale, un peu d'œdème des jambes. Pas de ganglions (sauf les inguinaux). Rate dure, dépasse l'ombilic en bas, la ligne médiane à droite. G. R. 2.600.000. H 65 o/o. G. Bl. 800.000. G. R. pâles, poïkilocytose, globules nucléés nombreux. Poly. 70 o/o. Myélo. 70 o/o. Eosinoph. 8 o/o. Mastzellen mono. 8 o/o. Dégénérés 4 o/o.

Traitement. — Arsenic et fer à l'intérieur. Rayons X sur la région splénique deux fois par semaine.

Un mois après va mieux, plus fort, appétit meilleur, rate plus petite. Sang. Grande diminution des blancs (160.000). Augmentation des globules rouges et de l'hémoglobine. Diminution des myélocytes et augmentation des transitions. Augmentation des normoblastes. Le pourcentage est difficile étant donné le grand nombre des formes de transition.

Premier septembre. — A recommencé à travailler. Mieux comme poids et appétit. Rate diminuée. G. R. augmentés 3.000.000 G. Bl. 58.000. Suppression des médicaments et Rayons X tous les jours sur la région splénique et les extrémités des os longs et sur le sternum.

4 octobre. — A toujours travaillé. G. Bl. remontés (106.000). G. R. toujours augmentés. Il y a eu un peu de dermatite qui a cédé. Les poils et le pigment ont disparu des régions exposées.

13 février. — G. R. 4.600.000. G. Bl. 10.980. Poly 86. Lympho. 8. Basophiles 1. Forme de transition 2. Rayons X tous les deux jours seulement.

20 février. — G. R. 4.650.000. G. Bl. 7.804. Donc augmentation des leucocytes quand on a cessé l'arsenic, puis ils ont baissé de nouveau.

OBSERVATION XVIII

Leucémie myélogène. — Bryant et Crane. *Med. Record, 9 avril 1904*

Femme de trente-trois ans. Entre le 29 septembre.

Douleurs de la région splénique depuis un an, puis dans les os longs. Dysménorrhée. Aménorrhée. Céphalée. Boulimie. Amaigrissement. Anémie. Rate énorme. Urines?

G. R. 3.500.000. H. 50 0/0. G. Bl. 176.000. Myélocytes prédominants. Eosinoph. augmentés. Poikilocytose, quelques globules rouges nucléés.

Traitement : liqueur de Fowler. Rayons X sur la rate et les extrémités des os longs, chaque jour, alternativement. 12 octobre, G. R. 4.000.000. G. Bl. 55.700. Poly. prédominent, myélocites diminués, éosinophiles rares. — 25 octobre, rayons X suspendus, la malade est mal. — 26 octobre, reprise des Rayons X. — 1er novembre, G. R. 5.000.000. G. Bl. 4.500. Proportion leucocytaire normale ; plus de douleurs osseuses. — 16 novembre, sang normal. — 21 novembre, guérie, Rayons X deux fois par semaine. — 27 novembre, guérie.

OBSERVATION XIX

Leucémie myélogène. — Burghart. Congrès de Wiesbaden, 12-15 avril 1904,
Sem. Méd., 1905, n° 16

Radiothérapie sur une jeune femme gravement atteinte : au bout de trois ou quatre semaines, elle pouvait reprendre son travail ; la tumeur de la rate, la leucocytose avaient diminué, l'appétit était meilleur, les érythrocytes avaient augmenté de nombre.

OBSERVATION XX

Leucémie myélogène. — Ironside Bruce. *Medical Electrology and Radiology,*
avril 1905

Malade de vingt-trois ans ; le début de l'affection remonte à avril 1904, par une tuméfaction de l'abdomen, de la dyspnée, des palpitations, des hémorrhagies abondantes ; les règles sont supprimées depuis sept mois.

En septembre, la rate descend jusqu'au pubis et à un demi pouce de la ligne médiane au niveau de l'ombilic. Pas d'albuminurie.

Sang, G. R. 2.300.000. G. Bl. 1.500.000, dont Myélocytes 34.4 0/0. En octobre, irradiation quotidienne de dix minutes, tube dur. Distance neuf pouces jusqu'à fin octobre. Six jours d'interruption. 28 octobre, sortie de l'hôpital, G. R. 3.025.000. G. Bl. 232.000. Depuis, séances quotidiennes de 10 H une semaine sur deux. Bon résultat. En décembre, les règles reviennent et depuis sont normales. Janvier, G. R. 3.842.000. G. Bl. 96.000.

En février, G. R. 4.750.000. H. 46 o/o. G. Bl. 52.000. Myélocytes 23 o/o. La rate remonte à quatre travers de doigt au-dessus du pubis et s'étend à droite jusqu'à un po..ce et demi de l'ombilic.

La malade se sent beaucoup mieux.

OBSERVATION XXI

Leucémie myélogène. — Cahen. *Munch. Méd. Woch.*, 1904, n° 58

Homme de quarante-sept ans : malade depuis un an.

50 irradiations de 8, 10, 12, et à la fin 15 minutes : avant traitement G. R. 3.925.000. G. Bl. 98.650. Rapport : $\frac{40}{1}$. Après traitement : G. R. 4.625.000. G. Bl. 4.375. Rapport : $\frac{1073}{1}$. Augmentation de poids. Amélioration très marquée de l'état général.

Cure interrompue après 50 irradiations. Léger érythème après la vingt-cinquième séance. L'auteur continue le traitement par mesure prophylactique.

OBSERVATIONS XXII-XXIII

Capps et Smith. *Loc. cit.*

Leucémie myélogène chronique suivie 18 mois. Réduction considérable d'une énorme tumeur splénique. Les globules blancs passent de 261.000 à 10.000. — Récidive un an après, avec 230.000 globules blancs. — Nouvelle série d'irradiations, les globules blancs tombent à 9.500. les myélocytes disparaissent. — Mort.

Leucémie Myélogène chronique. Réduction considérable de la rate. les globules blancs passent de 599.000 à 96.500. Amélioration après douze semaines de traitement.

OBSERVATION XXIV

Leucémie myélogène. — Cheney. *Medical News*, 5 novembre 1904

Leucémie splénomédullaire G. R. 2.508.000. H. 47. G. Bl. 126.000. Séances de cinq minutes. Distance dix pouces. Sur la région splénique et les os. en particulier le sternum. 144 applications. Bon effet sur l'état général. Amélioration locale. de la dyspnée et de la distension abdominale. Embonpoint. La tumeur splénique n'a pas bougé sensiblement G. Bl. 45.000. avec des fluctuations à 50 et 90.000 qui semblent en rapport avec la régularité du traitement. Gl. R. croissent graduellement jusqu'à 4.000.000. Hémoglobine reste stationnaire à 75 o/o. Dermatite.

OBSERVATIONS XXV, XXVI, XXVII

LEUCÉMIE. — **Colombo.** Congrès Méd. de Rome, 25-27 octobre 1905
Munch. Med. Woch, 1905, n° 1

Trois cas de leucémie guéris par les Rayons X.

Au début habituellement aggravation de l'état du sang, puis amélioration.

Séances de quarante minutes : dix minutes sur le sternum, dix minutes sur la rate, dix minutes sur les coudes, dix minutes sur les genoux.

Une cure en 120 ou 150 séances.

OBSERVATION XXVIII

LEUCÉMIE MYÉLOGÈNE. — **Dünn.** *J. of Am. Med. Ass.*, 1905, p. 571

G. R. 4.600.000. H. 60. G. Bl. 128.000. Globules rouges irréguliers. Grands Lympho. 8 1/3. Petits Lympho. 5 2/3. Poly. 39. Eosinophiles 8. Myélocytes 38.

120 séances quotidiennes de dix minutes. Tubes durs. Après six mois, amélioration de l'état général, diminution de la rate. G. R. 5.544.000. H. 65. G. Bl. 37.000. Grands Lympho. 5. Petits Lympho. 10. Poly 65. Eosinophiles 5. Myélocytes 15.

OBSERVATION XXIX

LEUCÉMIE MYÉLOGÈNE. — **Evans.** *Am. Medicine*, août 1905

Femme de vingt-neuf ans. Jamais bien portante depuis la dernière grossesse, il y a cinq ans.

Entrée le 9 octobre 1903. Depuis un an, augmentation de l'abdomen, pâleur, faiblesse. Rate énorme, septième côte en haut, 7 cm au dessous de l'ombilic, 6 cm à droite de la ligne médiane. Foie pas très gros, légèrement douloureux à la palpation. Veines des jambes distendues. Légères ecchymoses.

G. R. 4.200.000. H. 60. G. Bl. 250.000. Poly. 70. Myélo. 20. Lympho. 8. Eosinophiles 2. Deux globules rouges nucléés. Pas de Poïkilocytes. Pronostic grave.

Séances quotidiennes de 15 à 20 minutes sur la rate seulement. Distance dix pouces. Après six séances la rate a diminué de deux centimètres transversalement. Leucocytes à 132.000. Amélioration.

5 Novembre. Fièvre. Anorexie. Toux. Matité du sommet droit, température 100° F. Pas de bacilles. Traitement repris après dix jours.

11 Décembre. Leucocytes 100.800. Poly. 52. Myélo. 41. Lympho. 1.

Eosinophiles 6. Un globule rouge nucléé. La rate est à 2 cm. à droite de l'ombilic.

11 janvier. Leucocytes 80.000. Myélocytes 27 0/0.

11 février. — Leucocytes 77.000, myélocytes 15 0/0, beaucoup à grand noyau dentelé; pas de changements dans les globules rouges; rate à la ligne médiane et en bas à six centimètres au-dessous de l'ombilic.

11 mars. — G. R. 3.500.000, H. 60, G. Bl. 117.000, poly 58, myélo 33, petits lympho. 3, grands lympho. 5, éosinophile 1, quelques globules rouges nucléés.

Depuis 2 semaines : vertiges, mal de tête, perte d'appétit et douleur à la pression sur la rate; arrêt du traitement; ces troubles attribués à la toxémie sont traités par le repos au lit et les cathartiques. La rate a grossi un peu, quatre centimètres à droite de la ligne médiane, 8 centimètres et demi en bas de l'ombilic; un peu de fièvre.

19 mars. — Reprise du traitement qui n'est plus interrompu.

1er avril. — G. R. 3.080.000, H. 70, G. Bl. 88.000, poly. 64, myélo. 21, petits lympho. 5, grands lympho. 4, F. de transition 4, éosinophiles 2; un globule rouge nucléé pour 500 G. Bl. environ; rate à la ligne médiane; en bas à cinq centimètres de l'ombilic; appétit et faciès bons. En tout 125 séances de 17 minutes 1/2 chacune; un peu d'érythème sans pigmentation.

Le traitement fut continué; après une interruption de deux mois, au cours de l'été, récidive avec 128.000 globules blancs, la rate a de nouveau augmenté.

2 août. — G. Bl. 48.000, myélocytes 15 0/0.

2 septembre. — G. Bl. 7.200, la rate est encore grossie.

Grossesse en octobre interrompue en raison de l'asthénie et de l'amaigrissement.

Le 2 mai 1905. — G. R. 4.000.000. G. Bl. 48.000, myélocytes 8 0/0.

Amélioration de l'état général; augmentation du poids.

OBSERVATION XXX

LEUCÉMIE MYÉLOGÈNE. — Evans. *Loc. cit.*

Homme de soixante ans. — Début, il y a quinze mois, par faiblesse; trois semaines après œdème malléolaire; traces d'albumine; pesanteur épigastrique après les repas; teinte bronzée de la peau; rate à 3 cm 3/4 au-dessous de l'ombilic; traces d'albuminurie. G. R. 2.250.000, H. 50, G. Bl. 250.000, poly. 51, petit lympho. 4, grand lympho. 3, myélo. 38, éosinophiles 4. Traitement arsenic, fer.

A partir du 15 décembre. — Séances quotidiennes, 15 minutes, puis 20 minutes : tubes durs, distance dix pouces et demi, sur la rate seulement. — Après trente-six séances la rate disparaît sous les côtes. — Après un mois de traitement : G. R. 3.000.000, H. 60 G. Bl. 82.500, poly. 77, petits lympho. 2, grands lympho. 1, myélo 18, éosinophiles 2,

Deux semaines après (17 jours). — G. Bl. 52.000, même pourcentage, on arrête le fer et l'arsenic.

31 janvier. — G. R. 3.350.000, H. 65, G. Bl. 26.000, myélocytes 25 0/0, pas d'albumine.

8 février. — Traitement tous les deux jours.

14 février. — G. R. 3.600.000, H. 70, G. Bl. 15.000, myélocytes 20 0/0.

Deux semaines après. — Pour la première fois légère ascension des globules blancs à 19.000, même pourcentage.

Traitement suspendu le 20 février, après 62 séances.

13 mars : G. R. 3.600.000, H. 80, G. Bl. 12.000, Poly. 62, Petits lympho. 20, Grands lympho. 4, Myélocytes 12, Eosinophiles 2.

Rate au rebord costal à la trente-sixième séance, normale depuis la quarante-cinquième séance. Foie diminué sans avoir été exposé. Amélioration de l'état général dès le début : appétit, force, sommeil. Actuellement il est plus fort que jamais.

Mai 1905 : Le malade travaille depuis un an et se trouve très bien (1).

OBSERVATION XXXI

LEUCÉMIE MYÉLOGÈNE. — Fraenkel. *Fol. Hemat.*, avril 1905.

Un cas sans résultat, le traitement continue.

OBSERVATION XXXII

LEUCÉMIE MYÉLOGÈNE. — **Fried.** *Münch. Med. Woch.*, n° 50

Paysan, cinquante-neuf ans. Malade depuis deux ans au moins.

27 août : La rate s'étend jusqu'à la ligne blanche et à l'épine iliaque antérieure. Hauteur dans la ligne maxillaire droite 25 centimètres. Foie à l'ombilic. G. R. 2.525.000, H. 60, G. Bl. première fois 89.285 ; deuxième fois 98.510. Poly 54.173. Myélo 38.214. Lympho 8.214.

2 septembre : Irradiation du 2 septembre au 1er novembre, avec quatre jours d'interruption. Séances de 5 à 10 minutes ; à la fin la rate déborde les fausses côtes de deux travers de doigt, se trouve à 11 centimètres de la ligne médiane. Hauteur 13 centimètres. Foie le même. G. R. 3.925.000, H. 74.

29 septembre : G. Bl. 6.785.

Le 30 septembre : G. Bl. 22.500. Poly 4.285. Myélo 2.500. Poids monte de 117 à 120 livres. Amélioration de l'état général.

13 novembre : Bon état.

----

(1) Nos meilleurs remerciements à M. Evans qui a bien voulu nous envoyer ces derniers renseignements sur ces deux malades.

OBSERVATION XXXIII

Leucémie myélogène. — Fried. *loc. cit.*

Femme de quarante-six ans.

Début indéterminé. Œdème des jambes depuis cinq semaines. Augmentation du ventre depuis trois semaines. Rate mobile dépasse la ligne médiane de trois travers de doigt atteint le ligament de Poupart. Foie atteint l'ombilic. G. R. 3.075.000. H. 60. G. Bl. 185.000. Deux jours après le début du traitement : G. Bl. 132.000. Poly 72.857. Myélo 27.857. Lympho 32.142. — Au vingt-septième jour : G. R. 3.375.000. H. 66. G. Bl. 31.400. Poly 28.287. Myélo 11.571. Lympho 10.714. Rate à la ligne médiane et au ligament de Poupart.

Le tour de taille est passé de 92 centimètres à 88 centimètres. Le poids baissé de 117 à 111 livres. Amélioration de l'état général.

Au trente-unième jour de traitement : G. R. 4.450.000. H. 66. G. Bl. 14.642. Poly 11.785. Myélo 2.145. Lympho 714.

OBSERVATION XXXIV

Leucémie myélogène. — Grosh et Stone. *J. of. Am. Med. Ass.,* juillet 1905.

Homme de quarante-quatre ans. — Excès alcooliques.

Début de la maladie en juin 1902, par des douleurs lombaires, affaiblissement progressif. Anorexie. Dyspnée dans les derniers temps.

En juin 1903. Malade bien bâti — 5 pieds 11 pouces; mais amaigri, pâle, avec pigmentation brune du cou et de la poitrine. Matité sous-claviculaire droite. Râles disséminés dans les poumons. Matité cardiaque augmentée à droite. Ventre très volumineux. Voussure à gauche soulevant la partie inférieure du thorax. Foie déborde les fausses côtes. Rate étendue de la septième côte à la symphise pubienne et de la ligne axillaire médiane gauche à l'ombilic. Pas d'ascite, urines normales. G. R. 2.600.000. H. 45 o/o. G. Bl. 950.000, dont Poly. 51 o/o et Myélocytes. 30 o/o. Sous l'influence du traitement arsenical prolongé six mois, on note une amélioration de l'état général; les globules blancs descendent jusqu'à 135.000 en décembre. avec Poly. 50 o/o et myélocytes 32 o/o.

Mais l'état s'aggrave de nouveau en janvier et février. 2 février : G. R. 32.364.000. H. 63. G. Bl. 206.250. Poly. 37 o/o. Myél. 35 o/o.

Radiothérapie en vingt séances quotidiennes, à partir du commencement de mars et jusqu'au 21 mars sur la rate et les os. Le malade va mieux. La rate diminue.

Le 22 mars. G. R. 3.518.780. H. 70. G. Bl. 11.780. Poly. 70 o/o. Myélocytes 5 o/o. Le 26 mars, G. Bl. 11.390. Poly. 83 o/o. Myélocytes, 2 o/o.

10 avril. — Le malade sort en bon état général. Radiodermite en voie de guérison.

Mort quelque temps après; autopsie banale de leucémie myélogène avec fibrose de la rate, et moelle fémorale hyperplastique rouge grisâtre.

OBSERVATION XXXV

LEUCÉMIE MYÉLOGÈNE. — A. Hoffmann. *Fortschr. a. Geb. d. Rœntgstr.,* avril 1905

Homme de quarante-trois ans. — Depuis avril 1904 : Dyspnée d'effort et battements de cœur. Depuis septembre, anorexie, abattement progressif. 25 octobre : sujet assez délicat, pâle, emphysémateux, foie débordant les fausses côtes de trois doigts. La rate s'étend jusqu'à l'ombilic, forme une tumeur de 18 cm. × 8 cm. Hémorrhagies cutanées à la face externe de la jambe gauche. Sang G. R. 3.810.000. H 84. G. Bl. 109.000. Poly. 62. Eosinophiles 4. Grands Mono. 2. Lympho. 5. Mastzellen 2. Myélocytes 25.

Radiothérapie à partir du 28 octobre. 50 volts. 6 ampères. Tubes durs, 25 cm. d'éloignement. Irradiation porte sur la rate, et pendant les sept premières séances sur le sternum ; amélioration très rapide après les premières séances ; disparition des battements du cœur, augmentation de l'appétit, augmentation de poids de 1 kg. en 8 jours.

Cessation du traitement le 2 décembre. Rapport des G. Bl. à G. R. 1 : 932. Poly 88. Eosinophiles 2. Lympho 10. Radiodermite, allant jusqu'à la vésication, qui finit d'ailleurs par guérir.

Le 10 février. — G. R. 4.200.000. G. Bl. 800, même pourcentage. Le 9 mai, rapport G. Bl. à G. R. 1 : 830. Poly 82. Eosinophiles 16. Lympho 16. Rate n'est plus sensible à la palpation.

OBSERVATION XXXVI

LEUCÉMIE MYÉLOGÈNE. — A. Hoffmann. *Loc. cit.*

Femme de vingt-quatre ans. — En juin 1904, la malade remarque une douleur dans le côté gauche en s'appuyant à une fenêtre, et depuis cette époque son ventre commence à grossir. Depuis le 10 février 1905, sueurs nocturnes et faiblesse croissante, le médecin consulté trouve la grosse rate et diagnostique la leucémie.

20 février. — Aspect anémique, maigreur, foie débordé de deux doigts le rebord costal, tumeur splénique qui dépasse la ligne médiane de trois doigts vers la droite à la hauteur de l'ombilic et atteint en bas l'épine iliaque. Douleur sternale à la pression.

G. R. 3.620.000. H 55. G. Bl. 295.000. Rapport 1 : 12. Poly 55. Eosinophiles 7. Basophiles 4. Lympho 9. Myélocytes 25. Pas d'albumine.

Première irradiation le 20 février. 30 cm. de distance. 5 minutes en avant et 5 minutes en arrière, en employant une feuille de plomb, percée d'un orifice que l'on déplace à chaque minute. Séances quotidiennes.

Le 4 mars, le rapport G. Bl. : G. R. est 1 : 48, avec Poly 65. Eosino-

philes 6. Basophiles 5. Lympho 10. Myélocytes 19. Le 17 mars, le rapport
G. Bl. G. R. est de 1 : 68.

Amélioration de l'état général et diminution de la rate.

OBSERVATION XXXVII

LEUCÉMIE MYÉLOGÈNE. — **A. Hoffmann.** *Loc. cit.*

Femme de quarante-sept ans. — Malade depuis six mois, a reçu
quatorze séances. Le rapport G. Bl. : G. R. est passé de 1 : 16 à 1 : 38.

OBSERVATION XXXVIII

LEUCÉMIE MYÉLOGÈNE. — **A. Hoffmann.** *Loc. cit.*

Fillette de neuf ans. — Depuis un an, abattement, augmentation
croissante du volume de l'abdomen. Amaigrissement. Pâleurs. Traitement arsenical jusqu'en mars 1904. Aggravation progressive.

16 mars. — G. R. 3.250.000 H 45. G. Bl. 235.000 dont Poly 33. Myélocytes 42. Eosinophiles 5. Lympho. Formes de transition et Basophiles 20.

Inducteur 45 cm. 4040 V, 5-6 ampères. Rayon 6-7. Distance 25 cm.
Durée 5 minutes par jour.

Arrêt après trois séances.

OBSERVATION XXXIX

LEUCÉMIE MYÉLOGÈNE. — **A. Hoffmann.** *Loc. cit.*

Femme de quarante-sept ans. — Diagnostic de leucémie myéloïde
en octobre 1903. G. R. 4.000.000. G. Bl. 370.000 dont 25 o/o de myélocytes.
Augmentation des symptômes en juin 1904. La rate déborde la ligne
médiane de trois travers de doigt. Douleur à la pression sur les os. G. R.
2.850.000. G. Bl. 400.000 dont 24 o/o de myélocytes. vingt séances de
radiothérapie de 5 minutes d'abord, trois par semaine, puis tous les jours.
Amélioration subjective dès la sixième séance, la malade peut marcher
sans grande difficulté. Pas de modifications sanguines. Morte de pneumonie. A l'autopsie, rate diminuée.

OBSERVATIONS XL-XLI

LEUCÉMIE MYÉLOGÈNE. **Hynek.** *Sbornik-Klinicky*, B IV p. 62. — *Fol. Hém.,* avril 1905

Deux cas de leucémie myéloïde avec rate colossale. D'abord amélioration de l'état général, puis diminution de la rate et amélioration.

Augmentation du rapport globulaire, du nombre des polynucléaires neutrophiles et diminution des myélocytes. Variation des autres formes. Les lymphocytes diminuent pendant l'amélioration et reparaissent à la récidive.

Ainsi chiffre absolu des lymphocytes 7.663 au début, 11.173 au bout de six mois, à la récidive 1.208 (au-dessous du chiffre normal 2.700) et la rate garde la grosseur qu'elle avait pendant l'amélioration.

OBSERVATIONS XLII-LI

Leucémie myélogène. — Holzknecht. Soc. de Méd. de Vienne. *Münch. Med. Woch.*, 1905, n° 3

A traité dix cas de leucémie lymphoïde et dix cas de leucémie myéloïde ; mais trois ont une durée trop courte pour qu'on puisse les compter.

En général, augmentation rapide puis abaissement graduel des leucocytes jusqu'à la normale, relèvement de la courbe après une longue pause. Diminution de la rate jusqu'à la disparition sous le rebord costal. Diminution jusqu'à la disparition des ganglions. Diminution du poids du corps dans les premières semaines de 1 à 1 1/2 kilog.

Croissance des Gl. R. jusqu'à 3 millions. Rapide disparition des troubles dûs à la tension abdominale, des douleurs dans la région splénique et dans les os. Disparition des élévations thermiques s'il y en avait. Relèvement de l'état général. Dans quelques cas après les premières séances, vomissements, céphalée.

OBSERVATIONS LII-LIII

Leucémie ? — Hahn. *Fol. Hemat.*, avril 1905

Un cas mort après six mois de radiothérapie. Un cas amélioré récidive à la suppression du traitement.

OBSERVATION LIV

Leucémie myélogène. — Joachim et Kurpjuweit. — *Deuts. Med. Woch.*, 1904, n° 49

Femme de trente-neuf ans. Début en mai 1903 au quatrième mois de sa neuvième grossesse, par faiblesse avec douleur poignante dans l'hypocondre gauche. La faiblesse augmente après la délivrance (octobre) et la malade remarque la tumeur splénique qui atteint l'ombilic en décembre : — quelques poussées fébriles — douleurs osseuses, augmentation de la faiblesse forçant la malade à garder le lit. — A l'examen on note l'amaigrissement, pâleur, tumeur splénique remplissant toute la partie gauche du ventre et débordant à droite. Malgré le traitement arsenical augmentation de la rate et des leucocytes.

Le 15 juin 1904 : G. R. 2.500.000. H. 40. G. Bl. 693.000. Poly 32.8. G. Lympho 1,4. P. Lympho 1,2. Mono 1,2. Mastzellen 4,2. Eosinophiles 1,8. Myélocytes neutro 55,6. Myélocytes Eosinophiles 1,8.

La radiothérapie est instituée sur la rate à partir du 24 juin pendant trois semaines. Les leucocytes tombent à 350.000 ; à partir du 19 juillet, irradiation des extrémités osseuses.

23 juillet : apparition de fièvre à 39,8, pendant vingt-six jours, acide urique élevé : 2.208, suppression du traitement. les leucocytes continuent à baisser. Le 8 août 150.000 G. Bl., on reprend le traitement, jusqu'au 31 août, sur la rate. jusqu'au 6 septembre sur les os. 21 septembre : G. R. 3.400.000. G. Bl. 6.300. Poly 71,5. G. Lympho 5. P. Lympho 6. Mono 10. Mastzellen 1,5. Eosinophiles 2,5. Myélo-neutro 3,5.

Après quinze jours à cet état le nombre des leucocytes remonte pour baisser de nouveau par la radiothérapie.

Le 26 octobre : G. R. 4.350.000. H. 68. G. Bl. 26.000 avec 9 o/o de myélocytes.

Diminution considérable de la rate peu appréciable au début, amélioration de l'état oculaire.

Amélioration manifeste de l'état général, augmentation de poids de 15 kilog. malgré la diminution de la rate.

OBSERVATIONS LV-LVI

Leucémie ? — **Kiehl**. — *Fol. Hémat.*, 1905, avril

Deux cas de leucémie traités par les Rayons X. Diminution des leucocytes et de la rate.

OBSERVATION LVII

Leucémie. — **Kleinschmidt**. *Fol. hemat.*, avril 1905

Hypertrophie splénique énorme avec 300.000 leucocytes. Trois mois de radiothérapie. Rate très diminuée. Leucocytes à 16.000. Excellent état général ; augmentation de poids.

OBSERVATION LVIII

Leucémie. — **Kormoczi**. *Orvosi. Hetilop.*, 12 février 1905.
Fol. hem., avril 1905

Un cas de leucémie chronique. A la suite du traitement, diminution du prurit et des sueurs. Les globules blancs tombent de 120.000 à 76.000.

OBSERVATION LIX

LEUCÉMIE. — **Koster.** *Deuts. Med. Woch.*, 1904, n° 40

Un cas traité sans résultat.

OBSERVATION LX

LEUCÉMIE MYÉLOGÈNE. — **Koevesi.** *Fol. hémat.*, avril 1905

Malade entre le 15 décembre. G. R. 1.700.000. H. 25. G. Bl. 503.000.
Poly. neutro. 46,8. Myélo. 29,6. Lympho. 1,4. Mastzellen 4. Eosinoph. 5,2.
Mono. 14. Rate 35 × 17 centimètres. Après un mois et demi de traitement, 30 séances : rate 19 × 11 centimètres. Augmentation de poids
4 kilogrammes. G. R. 4.020.000. H. 75. G. Bl. 56.000. Poly. neutro. 62.
Myélo. 23. Lympho. 6. Mastzellen. 2. Eosinoph. 4. Mono. 3. Le traitement sera continué.

OBSERVATION LXI

LEUCÉMIE MYÉLOGÈNE. — **Krause.** *Fortsch. a. Geb. der Röntgenstr.*, 1905
B. VIII. H. 5

Interrupteur Wehnelt. Inducteur de 60 centimètres d'étincelles.
30 volts 3 ampères au primaire. Ray. 6 à 8. Echelle de Walther. Eloi-
gnement 35 à 40 centimètres. Durée 10 h. 30.

Homme de trente et un ans. Céphalée depuis deux ans. Augmentation
de volume du ventre depuis un an. 21 mars : aspect gracile, pâleur. Très
petits ganglions à la nuque, dans les aisselles, dans les creux sus-claviculaires. Rate atteint la ligne médiane, descend à 4 centimètres au-
dessus de la symphise pubienne, limite supérieure la sixième côte dans
la ligne axillaire.

Foie débordé de trois travers de doigt le rebord costal. Pas d'albuminurie, pas de fièvre. G. R. 2.950.000. H. 8,6 (Fleischl). G. Bl. 243.000.
Poly. 60. Myélocytes 34. Lympho. 3,5. Eosinophiles, 2,5. Faible poikilocytose, nombreux hémotoblastes. Quelques globules nucléés. Traitement arsenical jusqu'au 13 juin.

Les symptômes fonctionnels augmentent, traces d'albumine au bout
d'un mois. On trouve : G. R. 1.535.000. H. 75 o/o. Sahli. Bl. 285.000.

Radiothérapie. — 1° 29 séances, tous les jours, avec interruptions
du 21 juin au 1er août. 42 jours de repos. 18 séances quotidiennes. 42
jours de repos. 2 séances, 10 jours de repos. 3 séances, 15 jours de
repos, 2 séances, 42 jours de repos, 7 séances, 39 jours de repos.
5 séances. En tout 63 séances du 21 juin 1904 au 8 mars 1905.

Amélioration du sang, 26 jours. G. R. 5.100.000. H. 102. G. Bl. 11.800.
Pourcentage le 28 juillet (125.000).

Poly. 82. Myélo. 14. Lympho. 2. Eosinophiles 2.
Disparition des globules rouges nucléés.
Diminution considérable de la rate qui remonte au rebord costal.
Poids augmente de 5 kilogrammes. — 67 kilogrammes.
Augmentation de l'acide urique qui oscille de 0,4 à 1,4 par jour. Disparition de la céphalée.

Malgré tout, après un mois d'arrêt, 8 mars, on retrouve 75.000 leucocytes avec 32 0/0 de myélocytes.

OBSERVATION LXII

Leucémie myélogène. — Krause. *Loc. cit.*

Homme de quarante-quatre ans. Début il y a deux ans par constipation, puis on découvre la tumeur splénique. Chute du poids dans la dernière année.

Actuellement sensation de pression dans la région splénique et lipothymies subites. Sujet bien bâti, bonne mine, pas de fièvre.

Rate s'étendant jusqu'à l'ombilic.

2 octobre 1904. G. R. 4.800.000 ; H. 110 0/0 Bl. 22.000 dont Poly 65, Myélocytes 30, pas de Gl. R. nucléés. Radiothérapie du 28 septembre au 4 novembre. Trois à cinq fois par semaine, puis une fois toutes les semaines, en tout 840 minutes, les deux tiers sur la rate le reste sur les os longs.

Le 11 mars 1905. G. R. 6.900.000. H. 110, Bl. 9.800, Poly 90, Myélo 8, Lympho 2. A noter l'existence de cellules mononucléaires à protoplasme très basophile et de mono. éosinophiles, ainsi que l'augmentation des hématies.

Amélioration de l'état général. Légère augmentation de poids. Rate déborde à peine les côtes. Acide urique peu modifié 0,6 à 0,9.

Suppression des signes fonctionnels, douleur splénique, lipothymie. Persistance de l'amélioration après deux mois et demi de cessation du traitement. Pigmentation de la peau.

OBSERVATION LXIII

Leucémie myélogène. — Krause. *Loc. cit.*

Femme de vingt-deux ans. Antécédents. Scarlatine. Diphtérie. Mal réglée, tous les trois ou quatre mois.

Accouchement le 30 avril 1900. Depuis, faiblesse, douleur dans le côté gauche, sensation d'oppression, douleur des reins. Augmentation de ces symptômes à la période correspondant aux règles absentes.

Avril 1904. Mauvais état de nutrition. Pâleur. Taches psoriasiformes aux 2 m. supér. (leucémie entancée). Ventre volumineux. Tumeur splénique remplissant toute la moitié gauche de l'abdomen et la région droite. Foie débordant le rebord costal d'un travers de main. Fièvre à 40°. Traces d'albuminurie. Myélocytes dans l'urine. G. R. 2.500.000. H. 40 o/o. G. Bl. 280.000. Poly 38. Myélocytes 55. Eosinophiles 5. Lympho 2. Rares hématies nucléées.

Radiothérapie à partir du 29 avril sur la rate jusqu'au 5 juin et depuis sur les os longs, plusieurs interruptions dans le traitement, qui se prolonge jusqu'en février 1905, en tout 3650 minutes d'irradiation.

Amélioration considérable de l'état de la malade, augmentation de poids de 10 kilos (55 kg.)

Rate extrêmement réduite, déborde des fausses côtes gauches d'un travers de main.

A plusieurs reprises frottements et douleurs dans la région splénique et crises de diarrhée (juin 1904) comparable à celle des animaux (Heincke). Augmentation d'acide urique de 8 à 4 gr. Amélioration du sang en janvier 1905. G. R. 4.200.000. H. 72 o/o. G. Bl. 11.400. Diminution relative des myélocytes 48 o/o.

L'auteur essaye de vérifier les phénomènes immédiats, mais après six mois de traitement.

OBSERVATION LXIV

LEUCÉMIE MYÉLOGÈNE. — Krause. *Loc. cit.*

Homme de cinquante-sept ans. Malade depuis quatre mois, faiblesse, abattement, céphalée, quelques vomissements, toux plus marquée et expectoration, sensation de tension abdominale.

17 mai. Malade solide, mais amaigri. Teint pâle. Emphysémateux. Ganglions durs à la nuque, dans les régions sus-claviculaires, les aisselles et les aines.

Augmentation du ventre, foie un peu gros. Grosse rate descendant à trois travers de doigt au-dessous de l'ombilic, 25 cm de hauteur, dure et douloureuse à la pression. Sang G. R. 2.500.000. H. 8,8 (Fleisch) Bl. 155.000. Poly 50. Myélo 45. Lympho 2,5. Eosinoph. et formes de transition 2,5.

Premières séances de radiothérapie du 18 mai au 25 juin.

Pas de diminution de la rate, G. R. 3.300.000 Bl. 31.000.

Revient le 5 décembre avec 250.000 G. Bl. qui montent jusqu'à 320.000 quelques jours après, on le retrouve à 310.000 le 29 décembre, avec 50 o/o de poly. Le même jour, après irradiation, il est de 306.000 avec 67 o/o de poly. Par conséquent augmentation du chiffre absolu des poly., qui passent de 155.000 à 205.020.

La radiothérapie est prolongée jusqu'au 25 février, en tout 2.580 minutes, à cette époque rate très diminuée, G. R. 5.000.000. Bl. 10.000. Poly 72. Myélo 23. Lympho 4. Eosinophile 1.

L'acide urique a atteint pendant le traitement 1,2 à 1,8 gr.

Amélioration générale minime, légère.

Oscillations du poids qui baisse de 60 à 50 kg.

OBSERVATION LXV

LEUCÉMIE MYÉLOGÈNE. — Krause. *Loc. cit.*

Homme de cinquante-un ans. Début en février 1904 par douleurs hépatiques et stomacales.

Pleurésie gauche en juin. Tumeur splénique notée en septembre. Epistaxis fréquentes. En décembre 1904. Malade pâle, mauvais état général, sensibilité du sternum et des autres os à la pression. Foie déborde les côtes de quatre travers de doigt. Rate descend à la hauteur de l'ombilic et jusqu'à la ligne médiane. Pas de ganglions. Albuminurie et hématurie. Cylindres urinaires contenant Poly et Myélocytes.

Sang G. R. 2.900.000. H. 53 o/o. Bl. 550.000. Autant de poly que de myélocytes. 10 jours d'irradiation. 210 minutes. Légère rétrocession des G. Bl. à 510.000, puis nouvelle ascension. Toujours 56 à 61 o/o de Myélocytes.

Pas d'amélioration de l'état général.

Le traitement est suspendu sur le désir exprès du malade.

OBSERVATION LXVI

LEUCÉMIE MYÉLOGÈNE. — Krause. *Loc. cit.*

Femme de trente ans. — Troubles gastriques depuis quatre ans: affaiblissement depuis six mois ; pesanteur dans le côté gauche depuis trois mois; diarrhée depuis huit jours.

Tumeur splénique constatée en octobre 1904.

Malade gracile, mauvais état de nutrition; grande pâleur de la peau et des muqueuses, pas de ganglions, foie un peu gros, la rate déborde deux centimètres en bas le niveau de l'ombilic. s'étend jusqu'à la ligne médiane; traces d'albuminurie. — Traitement arsenical jusqu'en février 1905.

A cette époque, 14 février. — G. R. 3.200.000, H. 85, G. Bl. 310.000. Poly. 50, Myélo. 29, Petits lympho. 8, Grands lympho. 4, Mono. éosinophile 1,5, Poly. éosinophiles 2,5; 2 Hématies nucléées pour 100 G. Bl.

Radiothérapie le 28 février et depuis régulièrement sur la rate, les membres, le sternum.

Le 18 mars. — G. R. 4.000.000, H. 98, G. Bl. 16.000, Poly 80, Myélo 10, Lympho 2, Éosinophiles 3; F. de transition 5.

Rate diminuée, presque au rebord costal, quelques tiraillements.

L'acide urique a été 0,89 à 1,33 par jour au moment de la destruction maxima des leucocytes; à la fin du traitement on le trouve à 0,37, à 0,48; de même les bases puriques donnent respectivement 0,1742 et 0,0189.

Amélioration de l'état général sans variations de poids.

Fièvre au cours du traitement jusqu'à 39°; l'auteur en cherche la cause dans la destruction des substances nucléiniques des G. Bl.; l'augmentation parallèle de l'acide urique et des bases puriques dans l'urine. La fièvre peut donc être le premier signe d'une amélioration.

Pigmentation de la peau.

OBSERVATION LXVII

Leucémie myélogène. — **Krone**. *Münch. Med. Woch.*, 1905, n° 21

Leucémie splénique. — Dix-sept séances de radiothérapie. Le malade est amélioré; meilleur état général; rate moins grosse et moins dure; tour de taille moindre; poids du corps augmenté; la proportion des éléments du sang qui était $\dfrac{1\ \text{blanc}}{8\ \text{rouges}}$ est devenue $\dfrac{1\ \text{blanc}}{20\ \text{rouges}}$.

L'irradiation a porté sur la rate, le sternum, les fémurs.

OBSERVATION LXVIII

Leucémie myélogène. — **Ledingham et Mc Kerron.** *The Lancet*, 14 janvier 1905

Garçon de onze ans. — Amaigrissement. Faiblesse. Abdomen distendu. Énorme rate, descendant à un doigt du pubis débordant la ligne médiane de deux pouces. G. R. 3.570.000. H. 80 o/o. G. Bl. 234.000. Myélocytes nombreux. Température à 100-102 F., chaque fois que le malade se lève, et quelquefois sans cause apparente.

État stationnaire; les globules blancs oscillent autour de 200.000.

17 mai. — G. R. 2.560.000. H. 70. G. Bl. 188.000, dont myélocytes 44 o/o. Radiothérapie sur la rate et les régions fémorales tous les jours, en alternant, 10 à 15 minutes. Distance, cinq pouces. Pendant trois mois, radiodermite légère allant jusqu'à la vésication.

15 juillet. — G. R. 5.008.000. G. Bl. 17.800. Myélocytes 33 o/o.

16 août. — G. R. 4.560.000. G. Bl. 34.600. Myélocytes, 27 o/o.

Le tour de taille à l'ombilic passe de 29 pouces 1 2 à 23 pouces.

Rate assez peu diminuée de grosseur, mais plus molle.

L'amélioration est telle que le malade quitte l'hôpital.

Le poids est resté à peu près stationnaire jusqu'au 15 août.

Novembre. — Le traitement étant suspendu depuis août. Augmentation des leucocytes à 45.000.

OBSERVATION LXIX

Leucémie myélogène. — **Leick.** *Soc. rhénane et westphalique de Méd. int.*, nov. 1904, à Dusbourg

Dans un cas traité. — Amélioration de l'état général de la rate, du taux leucocytaire.

Le rapport globulaire est passé de 1 : 6 à 1 : 166.
Augmentation des hématies et de l'hémoglobine.

OBSERVATION LXX

LEUCÉMIE. — **Lenhartz.** Congrès de Wiesbaden, 12-15 avril 1905.
Sem. Méd., 1905, n° 16.

Leucémie grave chez un enfant de dix ans. Rétrocession de tous les symptômes et augmentation de poids par la radiothérapie. — Rechute subite ramenant le malade au taux primitif. Nouveau traitement. Amélioration passagère. Le malade meurt avec une rate et une formule leucocytaire normales.

Trois autres cas sans résultat.

OBSERVATION LXXI

LEUCÉMIE. — **Leube.** *Fol. hémat.*, avril 1905.

Amélioration d'un cas de leucémie par la radiothérapie, avec récidive à la cessation du traitement.

OBSERVATIONS LXXII-LXXVII

LEUCÉMIE. — **Lichtheim.** *Fol. hémat.*, avril 1905.

Six cas de leucémie traités par la radiothérapie avec résultat positif. — Amélioration de l'état général. Augmentation des hématies, en même temps que baissent les leucocytes (sauf dans un cas). — Récidive quand on arrête le traitement (au bout de quatre mois dans un cas).

OBSERVATIONS LXXVIII-LXXXI

LEUCÉMIE. — **Lossen.** Congrès de Wiesbaden, 12-15 avril 1905.
Sem. Méd., 1905, n° 16.

Quatre cas de leucémie traités. Un seul est mort.

OBSERVATION LXXXII

LEUCÉMIE MYÉLOGÈNE. — **Lommel.** *Münch. Med. Woch.*, n° 19, 1905.

Homme de vingt et un ans. — Souffre depuis six mois de pesanteur gastrique, avec constipation chronique et amaigrissement.

11 novembre. — Malade pâle, maigre, d'aspect cachectique, peau sèche, œdème des jambes. — Pas de fièvre. — Poids, 62 kilogrammes.

Tumeur splénique, dont le pôle inférieur est 0,03 centimètres de l'ombilic. G. R. 3.188.000. H. 65. G. Bl. 554.800. Poly. 51.5. Eosinophiles 1.9. Lympho. 7.1. Grands mono. et transit. 2.2. Myélocytes 37.3.

Séance quotidienne de 10 à 12 minutes, 25 centimètres de distance et interposition d'une feuille d'étain. Application sur la rate, le foie, la poitrine, les os longs, la colonne vertébrale.

Après trente-neuf séances, 290 minutes d'exposition.

23 décembre. — G. Bl. 158.600, dont myélocytes, 19.4 o/o environ ; arrêt de traitement de douze jours.

5 janvier. — G. Bl. 30.830, dont myélocytes, 9.8 o/o. Douze séances quotidiennes, 180 minutes.

17 janvier. — G. Bl. 12.250, dont myélocytes 3 o/o. Trente et un jours d'arrêt du traitement.

17 février. — G. Bl. 10.260, sans myélocytes.

Seize jours plus tard, 5 mars, G. Bl. 14.420. Myélocytes, 0,7 o/o.

Les G. R. sont montés en vingt-quatre jours à 4.680.000. — Six semaines après, cessation du traitement à 5.760.000.

La rate disparaît sous le rebord costal ; le poids diminué de 2 kilogrammes au début (disparition d'œdème et de splénomégalie), est remonté de 5 kil. 7. L'amélioration de l'état général est remarquable.

OBSERVATION LXXXIII

Leucémie myéloïde. — **Meyer et O. Eisenreich.** *Münch. Med. Woch.*, 1905, n° 4.

Homme de trente-un ans. Leucémie myéloïde. Premiers symptômes : Amaigrissement, pâleur remontant à un an.

Le 17 mars 1904 : Pas de ganglions. Tour de taille 87 centimètres. Rate remplit l'abdomen des fausses côtes à l'os iliaque, déborde la ligne médiane de deux doigts, descend à quatre doigts au-dessus du pubis. Foie déborde les fausses côtes de deux tours de doigt. Le sang présente la réaction de la Teinture de Gaïac.

G. R. 3.160.000. H. 72 o/o. G. Bl. 142.000 dont myélocytes 20 o/o. Température 38°.

Séances quotidiennes de huit à dix minutes sur la rate et les os jusqu'à fin août. Depuis, moins régulièrement.

Fin mai : Amélioration de l'état général. Température à la normale ; le malade quitte le lit.

Juin : Rate diminue. Tour de taille 84 centimètres.

15 juin : Foie diminue. Rate devenue mobile. Peu après on arrive au résultat actuel.

Janvier 1905 : Foie normal. Rate haute de 10 centimètres, dépassant un peu le rebord costal.

Les globules blancs sont montés à 165.000 le 25 mai ; ils étaient le 2 juillet à 11.000 avec 5 o/o de myélocytes, et 53.000 en août. 6.100 en septembre, en décembre 22.000 avec disparition des myélocytes. Les lymphocytes ont remarquablement baissé. Les globules blancs ont remonté depuis à 35.000.

OBSERVATION LXXXIV

Leucémie myéloïde. — Meyer et O. Eisenreich. — *Loc. cit.*

Femme de vingt-quatre ans. Depuis cinq ans, dyspnée progressive. Depuis trois ans, douleurs dans le côté gauche; cesse son travail en août 1903. Énorme volume de l'abdomen. Œdème des jambes. Dyspnée même au lit. Sueurs nocturnes. Vertiges.

En mai 1904 : Pâleur extrême. Très mauvais état général. Ventre énorme. Rate allant jusqu'à l'ombilic à droite, descendant jusqu'à la symphise pubienne.

Sang présente la réaction de Gaïac. G. R. 2.850.000. H $0,5$ o/o. G. Bl. 10.000. Traitement au fer et à l'arsenic, les globules blancs atteignent 55.000 avec 43 o/o de myélocytes.

Forte poïkilocytose et polychromatophilie, nombreux normoblastes, quelques mégaloblastes.

La malade, toujours très faible, présente le 23 juillet, 41.000 leucocytes avec 21, 5 o/o de myélocytes. On commence la radiothérapie.

Le 2 novembre, après 530 minutes d'irradiation, il n'y a plus que 149.000 G. Bl. et 21,7 o o de myélocytes. G. R. 4.635.000. H. 95 o/o.

La malade, se sentant beaucoup mieux, a repris son travail.

OBSERVATION LXXXIV *bis*

Leucémie. — Penzoldt. — *Fol. Hemat.*, avril 1905

Un cas très grave traité sans résultat par la radiothérapie.

OBSERVATION LXXXV

Leucémie ? — Quinke. — *Fol. hemat.*, avril 1905

Dans un cas traité par les rayons X, les leucocytes diminuèrent, mais le malade finit par mourir.

OBSERVATION LXXXVI

Leucémie myéloïde. — Rodhe. *Deuts. Med. Woch.*, n° 50

L'irradiation de la rate chez une femme de trente-quatre ans, avec leucémie myéloïde, amena une diminution rapide de l'énorme splénomégalie et la disparition de l'état leucémique du sang.

OBSERVATION LXXXVII

LEUCÉMIE MYÉLOGÈNE. — **Schweinburg.** *Wien. Med. Woch.,* 1905, n° 8

Rate énorme emplissant toute l'hypocondre gauche et une partie du grand bassin.

Douleur de l'hypocondre gauche, aspect cachectique, pas de ganglions.

Rapport $\dfrac{\text{R}}{\text{Bl.}}\ \dfrac{20}{1}$

Tour de taille (4 centimètres au-dessus de l'ombilic) 104, longueur de la rate en ligne sagittale, à 28 centimètres de l'angle de la huitième côte et de la tumeur.

24 irradiations, 10 minutes puis 15, distance 15 centimètres. Puis 20 minutes à 10 centimètres.

Réaction de la peau après six semaines.

Tour de taille 99 centimètres. — Longueur splénique 23.

Amélioration de l'état général, de l'appétit, du faciès, augmentation des forces.

Disparition des douleurs.

Rapport 1 à 60, pas de guérison, mais amélioration.

OBSERVATION LXXXVIII

LEUCÉMIE MYÉLOGÈNE. — **Selig.** *Prag. Med. Woch.,* n° 31, *Fol. hém.,* avril 1905

Après traitement d'un cas de leucémie myéloïde, l'auteur a observé la régression de la rate, l'excellente influence sur la régénération des érythrocytes et la teneur en hémoglobine, l'action à longue échéance après cessation du traitement qui fut suspendu, trois mois, en raison d'une dermatite.

OBSERVATIONS LXXXIX-XCI

LEUCÉMIE MYÉLOGÈNE. — **Senator.** *Fol. hémat.,* avril 1905.

Trois cas de leucémie myélogène traités par les rayons X, diminution de la rate, amélioration de l'état général.

OBSERVATION XCII

LEUCÉMIE MYÉLOGÈNE. — **Senn.** *Med. Record,* 22 août 1903.

Femme de vingt-neuf ans. — Menstruation normale supprimée au début de la maladie.

Début il y a quatorze mois, par faiblesse; trois mois après, augmentation d'abdomen. — Depuis un an douleurs de l'hypocondre gauche avec pesanteur, puis douleurs spontanées de la xyphoïde et des extrémités des os longs. Céphalée occipitale persistante ancienne, augmentée, aucune hémorrhagie. Entrée il y a deux mois, pronostic très grave.

État. — Janvier 1907. Femme grande, émaciée, pâleur jaunâtre, rien au fond de l'œil. Otite chronique. Pas d'hyperplasie ganglionnaire, pas de syphilis. Douleur à pression de la base de la xyphoïde. Ventre volumineux. Éventration. Rate au pubis en bas, déborde de deux pouces à droite la ligne médiane, matité remonte en haut à la sixième côte, sensible à la pression. Foie gros. Albuminurie légère. Température à 100° F le soir (pouls 110 instable) Dyspnée d'effort. Anorexie. Traitement au fer pendant trois semaines sans résultat.

3 février 1908. — Radiothérapie sur la rate, la partie inférieure du sternum, l'extrémité inférieure des os longs; tous les jours de 10 à 20 minutes. — G. R. 3.700.000 H 35 0/0 G. Bl. 64.800. Myélocytes et éosinophiles, poïkilocytose.

Séances supprimées parfois, à cause des élévations de température et des phénomènes d'intoxication. Dès le début, disparition de la céphalée et des douleurs osseuses. Rate diminue trois semaines après le début du traitement. Amélioration sanguine parallèle, diminution de myélocytes et éosinophiles, diminution de poïkilocytose.

12 mars. — La malade a quitté l'hôpital.

12 avril. — Myélocytes o. Peu d'éosinophiles et de poïkilocytes. Menstruation, supprimée un an, reparaît. Malade reste un peu anémique.

OBSERVATION XCIII

LEUCÉMIE MYÉLOGÈNE. — **Schieffer**. *Münch. Med. Woch.*, n° 4.

Jeune homme de quatorze ans. Malade depuis cinq semaines le 5 septembre 1904, avec hémorrhagies, faiblesse. Légère tuméfaction des ganglions du cou. Hépatomégalie. Splénomégalie débordant la ligne médiane de quatre travers de doigt et restant à trois travers de doigt de la symphise ; B 2, 13 centimètres.

G. R. 3.850.000 H 45 0/0 G. Bl. 210.000. Malgré le traitement arsenical grandes oscillations thermiques. Mauvais état général.

Radiothérapie à partir du 29 septembre. — Trente-six séances quotidiennes sur la rate avec interruption de quinze jours après la dix-septième.

Suppression de la fièvre, amélioration de l'état général. Diminution de la rate.

Le 4 décembre G. R. 5.850.000 H 98 0/0 G. Bl. 12.500.

10 janvier 1905. — Persistance de l'amélioration générale. Le poids a augmenté.

OBSERVATION XCIV

Leucémie myélogène. — Schieffer, *Loc. cit.*

Homme de trente-cinq ans. Malade depuis l'hiver 1903.

Le 6 juillet 1904. — Œdème et douleurs dans les membres inférieures. Anorexie. Faiblesse. Foie déborde les fausses côtes de trois doigts. Rate s'étendant jusqu'à la ligne mamillaire droite et en bas à quatre doigts de la symphise (8 × 35 centimètres. G. R. 3.500.000 H 76 G. Bl. 285.000.

Traitement ferrique sans effet. Évolution vers la cachexie. Du 19 août au 16 décembre, quarante-cinq séances de radiothérapie sur la rate.

16 décembre. — Amélioration. Augmentation de poids 15 kilogrammes. G. R. 5.000.000, G. Bl. 22.000. Rate déborde les fausses côtes de deux doigts.

Le 10 janvier. — Rate encore diminuée. G. Bl. 15.000.

OBSERVATION XCV

Leucémie myélogène. — Schieffer. *Loc. cit.*

Homme de trente-six ans. Symptômes de leucémie remontant à trois ans. A l'entrée, 11 août 1904, faiblesse extrême, hémorrhagies, lipothymies. Grande faiblesse. Pronostic très grave. Foie débordant les côtes de cinq travers de doigt. La rate déborde la ligne médiane, descend à deux doigts du ligament de Poupart. Albumine et cylindres dans l'urine. Neuro-rétinite leucémique.

G. R. 3.775.000. G. Bl. 345.000.

Première séance de radiothérapie le 19 août. — Deuxième le 1ᵉʳ septembre et depuis tous les jours avec quelques interruptions du fait de la radiodermite. Amélioration rapide. Plus d'albumine depuis le 17 septembre. Au 15 septembre, la rate ne déborde plus les fausses côtes que de quatre travers de doigt. Fond d'œil normal.

G. R. 3.500.000. H. 70 G. Bl. 75.120. Excellent état général, le patient sort sur sa demande. Quatorze jours après, nous apprenons sa mort après augmentation rapide de la rate et du foie. Température à 40°. Douleurs très vives dans l'hypocondre et les os longs.

OBSERVATION XCVI

Leucémie myélogène. — Schieffer, *Loc. cit.*

Homme de vingt-quatre ans.

Dès 1902 un médecin a remarqué une légère splénomégalie. Leucémie constatée depuis le 6 mars 1903 avec des hémorrhagies multiples.

En mars 1904 : la rate s'étend à droite de l'abdomen jusqu'à la ligne axillaire antérieure. Les globules blancs sont montés jusqu'à 533.000.

En juillet 1904 la mort paraît proche.

On commence l'irradiation le 2 juillet.

Le 21 décembre : G. R. 5.900.000, G. Bl. 33.750. La rate atteint, en bas, le niveau de l'ombilic ; à droite, la ligne médiane. Bon état général. Augmentation de poids de 5 kilogrammes.

En janvier 1905 l'amélioration continue G. Bl. à 21.000.

OBSERVATION XCVII

LEUCÉMIE MYÉLOGÈNE. — **Schleip et Hildebrant.** *Münch. Med. Woch.,* 1905, n° 9

Femme. Faiblesse depuis février 1902. Augmentation du ventre depuis l'été 1902. Manifestations cutanées.

En février 1903 : diagnostic de leucémie, traitement arsenical avec amélioration de l'état général.

Plus tard : douleur dans les os des jambes nécessitant le séjour au lit.

En février 1904 : reprise de l'abattement avec anorexie, sensation de tension abdominale. Depuis mai, la rate est très augmentée malgré l'arsenic et le fer. Fortes douleurs spléniques.

Actuellement, la rate atteint la symphise pubienne en bas, déborde la ligne blanche d'un travers de main. Cœur refoulé en haut et dilaté.

Pas de ganglions lymph. Pas de douleurs osseuses à la pression.

Sang : G. R. 3.300.000, H. 72. G. Bl. 280.000. Poly. 50. Lympho 6. F. de transition 1. Eosinophiles 5. Myélocites 26. Polychromatophilie. Hématies à granulations basophiles. Nombreuses plaquettes.

Irradiation avec Rayons 6, tube Müller, 220 Volt, 7-8 ampères.

Du 20 septembre au 9 décembre : irradiations quotidiennes de 10 minutes sur la rate et pendant quelque temps 5 minutes sur les os, en tout 678 minutes sur la rate; 130 minutes sur la moelle osseuse.

Effet : disparition de la fièvre (39° avant le traitement).

Augmentation des leucocytes pendant les premières semaines de traitement. Les auteurs recherchent les modifications immédiates et trouvent, en général, une baisse assez marquée des leucocytes dans les quatre ou cinq heures après les séances, suivie ou non d'une légère élévation. Ils n'ont pas trouvé de modification de pourcentage (1).

Formes dégénératives dans les leucocytes, mais on ne sait s'il faut les attribuer à la radiothérapie. Augmentation des normoblastes depuis que l'arsenic a été associé à la radiothérapie.

---

(1) A noter que le même jour le chiffre absolu des Poly. passe de 63.000 à 117.000.

L'amélioration sanguine semble avoir débuté avec l'association de l'arsenic à la radiothérapie. L'état général s'est amélioré. Pas de modification du volume de la rate. Légère augmentation de l'acide urique et des bases puriques dans les premiers jours du traitement.

Le 9 décembre : G. R. 72.000. Poly. 72. Lympho 6. Transition 3. Eosinophiles 17. Basophiles 18. Myélocytes 14.

Dans la suite, diminution de la rate avec apparition de diarrhée mélangée de mucus sanguinolent et albuminurie. Là encore l'association de la médication arsenicale rend l'interprétation un peu douteuse.

19 décembre : G. R. 3.600.000. H. 70. G. B. 28.600. Bon état général.

OBSERVATIONS XCVIII-CII

Leucémie ? — **Von Strumpell.** *Fol. hémat.*, avril 1905.

Radiothérapie de cinq cas de leucémie myélogène, d'un cas de leucémie spléno-lymphatique et de deux cas de leucémie lymphoïde. Amélioration considérable de l'état du sang. Augmentation de l'acide urique excrété.

OBSERVATIONS CIII-CIX

Leucémie ? — **Von Tabora.** Congrès de Wiesbaden, 12-15 avril 1905. — *Sem. Méd.*, 1905, n° 16.

L'auteur a traité par les rayons Roentgen sept cas de leucémie; deux de ces malades sont morts, l'un subitement après l'application, l'autre, lentement; deux autres patients ne furent que fort peu améliorés; trois enfin réagirent très favorablement. Les applications ont toujours été faites sur la région splénique.

OBSERVATIONS CX

Leucémie myélogène. — **Turck.** Congrès de Wiesbaden, 14-15 avril 1905. — *Sem. Méd.*, 1905, n° 16.

Deux cas améliorés par la radiothérapie, l'un myéloïde, l'autre lymphoïde, ce dernier plus que le premier.

OBSERVATION CXI

Leucémie myélogène. — **Unverricht.** Soc. de Méd. de Magdebourg. — *Münch. Méd. Woch.*, 1905, n° 1.

A l'entrée, le malade présente une faiblesse extrême, avec pertes de connaissance fréquentes. Il a maigri de vingt livres dans les deux derniers mois.

Après six semaines de traitement : Amélioration des forces, de

l'appétit, augmentation de poids de huit livres. Diminution des leucocytes, augmentation légère des globules rouges et remarquable diminution de la rate.

OBSERVATION CXII

Leucémie myélogène. — **Weber**. *Amerie. Méd.*, 21 mai 1904.

Cinquante-trois ans ; à la ménaupose.

Début il y a deux ans, douleur de région splénique, affaiblissement,
vertiges. — Rate dure et douloureuse s'étend de un travers de doigt à
droite de la ligne médiane, à un pouce de la crête iliaque et à la huitième côte en haut. — Foie déborde les côtes de deux pouces. — Albuminurie.

1er novembre : Sang : G. R. 2.700.000, H. 30 G. Bl. 528.000, Poly. 70.
Myélo. 50. Eosinoph. 13. Grands lympho. 4. Petits lympho. 0.74. Basophile 0.74. Normoblastes 2.4. Mégaloblastes 3. Poïkilocytose.

Pas de fièvre. Traitement par la liqueur de Fowler.

18 novembre : G. R. 2.300.000, H. 48, G. Bl. 293.000.

29 novembre : Commencement de la radiothérapie, tous les jours,
distance 12 pouces, sur la rate, quinze minutes.

19 décembre : G. Bl. 129.000, dont Poly 66 0/0, Myélo 25 0/0, Globules
nucléés 2, Mégaloblaste 2.

6 janvier : La rate a diminué.

A partir du 21 janvier, séances deux fois par semaine.

29 février : G. R. 4.700.000, H. 82, G. Bl. 23.000 dont Poly 80 0/0 et
Myélo 7 0/0.

10 avril : G. R. 4.750.000, H. 72, G. Bl. 7.200. Poly 73, Eosinoph. 2.
Grands lympho. 18. Petits lympho, 5. Pas de Myélocytes. Pas de poïkilocytose, ni de polychromatophilie.

Le malade se trouve très bien : le poids a augmenté, la rate très
diminuée.

OBSERVATION CXIII

Leucémie myélogène. — **Windel**. *Münch. Med. Woch.*, 1905, n° 4.

Femme de quarante-deux ans.

Douleur dans l'hypocondre gauche depuis trois ans.

Depuis un an la splénomégalie a été remarquée, en même temps,
diminution des forces. Pâleur, marquée surtout depuis un avortement
en septembre 1903; la faiblesse rend nécessaire le séjour au lit.

10 août 1904 : Faciès anémique, amaigrissement, faiblesse extrême
(la malade peut à peine faire le tour de sa chambre). Tumeur splénique
étendue du rebord costal à l'hypogastre gauche 45 × 28 centimètres.

Pas d'hypertrophie ganglionnaire. Pas de douleurs osseuses à la
pression. G. R. 1.800.000. G. Bl. 56.000 avec 7 ou 8 lympho 0/0,
assez nombreuses mastzellen.

21 séances d'irradiations quotidiennes sur la rate, sans diminution des leucocytes. — La rate diminue de consistance et de volume. — Amélioration de l'état général dès la première séance. — 10 séances quotidiennes sur les os. — G. Bl. à 36.000. La rate continue à diminuer.

L'état général est assez bon pour que la malade quitte l'hôpital et soit mise au traitement ambulant.

3 septembre : G. R. 2.600.000. G. Bl. 16.000.

La rate ne déborde plus les fausses côtes que de 15 centimètres.

La malade abandonne complètement le traitement en fin septembre.

Le 20 décembre : Elle revient avec G. R. 2.500.000, G. Bl. 36.000. La rate a grossi de nouveau et les forces ont diminué ; on institue à nouveau la radiothérapie.

OBSERVATION CXIV

Leucémie myélogène. — Winkler. *Münch. Med. Woch.*, 1915, n° 4

Premier cas. Homme de trente et un ans, Karl E., entré le 17 mai 1905 et traité aussitôt. Rate traitée par devant et par derrière.

Éloignement du focus 28 centimètres. Étincelle équivalente 10-15 centimètres, trois fois dix minutes donnant au chromoradiomètre 3 à 4 H.

Du 22 au 25, pause ; puis irradiation du fémur et du sternum, distance de 30 à 35 centimètres, mêmes conditions.

Diminution du foie bien qu'il ne fut pas irradié.

Pas d'irradiation des ganglions puisque pas gros.

La rate est irradiée 542 minutes en 66 séances, les fémurs 112 minutes en 13 séances, les humérus 42 minutes en 4 séances, le sternum 92 minutes en 11 séances.

Diminution de la rate : 29-11 actuellement.

OBSERVATION CXV

Leucémie myélogène. — Winkler. *Loc. cit.*

Un deuxième cas, traité par la même technique, n'a encore donné que des résultats douteux.

III. — Leucémie lymphoïde

OBSERVATIONS CXV-CXVII

Leucémie lymphoïde. — Capps et Smith. *Loc. cit.*

Leucémie lympathique chronique. Diminution de la rate, diminution considérable des ganglions. Les Gl. Bl. passent de 208.000 à 16.500. Mort après 16 mois de traitement.

Leucémie lymphatique chronique. Diminution de la rate. Réduction considérable des ganglions. Les leucocytes tombent de 150.000 à 4.200. 5 mois de traitement. Amélioration.

Leucémie lymphatique chronique. La rate revient au volume normal. Les ganglions sont considérablement diminués. Les leucocytes passent en deux mois de 295.000 à moins de 10.000, ils sont à 6.500 après huit mois de traitement. Amélioration.

OBSERVATION CXVIII

LEUCÉMIE LYMPHOÏDE. — **Gerber**. Soc. de Méd. de Vienne, *Münch. Med. Woch.*, 1905, n° 5

Présentation d'un cas où, par la radiothérapie, on obtint une disparition presque complète des ganglions lymphatiques et une diminution des leucocytes presque jusqu'à la normale.

Au commencement de l'irradiation, dans les heures suivant les premières séances, les leucocytes s'élèvent fortement et Gerber regarde ces apparitions remarquables comme dues à l'émigration des leucocytes hors des dépôts où ils se trouvent dans le corps. La période d'émigration commence immédiatement après l'irradiation, puis se produit une chute marquée du nombre des leucocytes.

OBSERVATION CXIX

LEUCÉMIE LYMPHOÏDE. — **Grawitz**. Soc. Méd. de Berlin. *Berl. Klin. Woch.*, 1904, n° 49

Dyspnée et Albuminurie.
Leucémie lymphoïde avec G. R. 1.000.000. G. Bl. 1.250.000.
Disparition d'œdème, de gros foie et grosse rate.
État général très amélioré. Le traitement dure quatre semaines et demie en 23 séances. G. R. 2.000.000. G. Bl. 8.000. Apparition des polynucléaires.

OBSERVATION CXX

LEUCÉMIE LYMPHOÏDE. — **Hoffmann**. *Loc. cit.*

Homme de soixante-quatre ans. Abattement et anorexie depuis juin 1904. Le 20 septembre, adénopathies cervicales, axillaires, et inguinales. Aspect anémique, dyspnée *sine materia*. Foie déborde le rebord costal d'un travers de main. Rate tout autant. G. R. 3.000.000. G. Bl. 80.000, presque tous lymphocytes. La radiothérapie est arrêtée au bout de huit jours, en raison de la faiblesse du malade qui meurt peu après.

OBSERVATION CXXI

Leucémie lymphoïde. — Herz. *Wien. Klin. Woch.*, 1905, n° 8

Homme de cinquante-six ans.

Adénopathies axillaires depuis plusieurs mois, inguinales depuis deux mois. Augmentation du ventre depuis un mois. Sensation de fatigue très marquée. Depuis huit jours céphalée, abattement croissant, œdème de la jambe droite.

Le 21 octobre : sujet solide mais amaigri, pâle, quelques suffusions sanguines de la bouche et des conjonctives, quelques hémorrhagies rétiniennes. Ganglions assez distincts du volume d'une noix, dans les régions sous et rétro-axillaires, cervicales, occipitales et sus-claviculaires, un peu plus gros dans les aines et les aisselles. Sternum sensible à la pression. Foie débordant les fausses côtes de trois doigts. Rate déborde de un centimètre les côtes dans l'expiration, sa matité s'étend de la septième à la neuvième côte, empiète sur l'espace de Traube en avant, sur la matité rénale en arrière. Traces d'albumine.

G. R. 1.660.000. H. 30 à 35. G. Bl. 496.000. Petits lympho. 90. Grands lympho. 2. Grands Mono. et formes de transition 6. Poly 2.

Commencement du traitement le 4 novembre : Globules blancs 540.000. Même pourcentage.

Séance de 4 H. : 4 h. 1/2 après 763.000 ; 5 h. 1/2 après 590.000 ; 9 h. 1/2 après 576.000. Même pourcentage.

Quelque diminution de volume et surtout de consistance des ganglions de la nuque, oscillation de volume de la rate. État général amélioré mais avec des intermittences. Persistance de petites hémorrhagies.

28 novembre : G. R. 2.675.000. G. Bl. 136.000.

4 décembre : G. Bl. 130.000, après diminution progressive ; 10 o/o de Poly. 10 o/o de Grands Mono et formes de transitions. 2 o/o d'Eosinophiles et 78 o/o de Lympho.

Le 5 décembre : apparition d'une pneumonie à laquelle le malade succombe le 10 décembre, en même temps que la régression des ganglions augmente.

Il y a eu trois séances de radiothérapie de 4 à 5 H. chacune : le 4 novembre sur la rate et les ganglions inguinaux dr. et g. le 5 novembre sur les os longs, le 7 novembre sur les deux groupes axillaires.

A l'autopsie : vérification du diagnostic de pneumonie et de leucémie lymphoïde. Les follicules de la rate ne sont pas visibles.

OBSERVATIONS CXXII-CXXVI

Leucémie lymphoïde. — Holzknecht. — Voir observation XLII

OBSERVATION CXXVII

Leucémie lymphoïde. — Joachim et Kurpjuweit. *Deuts. Med. Woch.,* 1904, n° 49

Homme de cinquante ans.

Adénopathie débutant en janvier 1904 par le cou, puis les aisselles en mars.

Janvier 1904 : ganglions parotidiens se reliant à la chaîne sterno-mastoïdienne. Ganglions axillaires et inguinaux. Tous mous et indolores.

Rate énorme atteignant l'ombilic. G. R. 3.200.000. H. 55. G. Bl. 389.000. Grands lympho. 19. Petit lympho. 80. Poly. 1.

Aggravation des symptômes, faiblesse anorexie, dyspnée, jusqu'en avril où l'on trouve :

G. R. 2.508.000. G. Bl. 300 000. Même pourcentage; 0,2 de mastzellen. Quelques jours de traitement anti-syphilitique sans effet, puis radiothérapie. En quatre semaines le nombre des leucocytes tombe à 30.000.

Le 20 septembre on trouve :

G. R. 1.750.000. G. Bl. 22.700.

Même pourcentage plus quelques éosinophiles.

Diminution considérable des ganglions et de la rate. Peu d'amélioration de l'état général. Deux mois après la cessation du traitement les leucocytes ont continué à baisser. G. R. 1.600.000. H. 35. G. Bl. 8.800. Poly. 20, 5. Grands lympho. 30,5. Petits lympho. 45,5. Mono. 2,5. Éosinophiles 1. Poïkilocytose, polychromatophilie, mais il existe un état progressif d'anémie très marquée.

Le malade a présenté une forte diarrhée huit jours après la cessation du traitement; il n'y a pas eu de récidive ganglionnaire ou splénique, le poids est de 6 kilogrammes supérieur à celui du début, il y a toutefois un peu d'amaigrissement avec de l'œdème des jambes.

OBSERVATION CXXVIII

Leucémie lymphoïde. — Krause. *Loc. cit.*

Homme de cinquante et un ans. — Début en août 1903 par des douleurs thoraciques, puis douleurs en ceinture et faiblesse générale. Appétit assez bien conservé. Depuis quatorze jours, augmentation de volume du ventre.

Ganglions cervicaux et sus-claviculaires, durs, du volume d'un pois à une cerise. Nombreux ganglions inguinaux du volume d'une cerise.

Sensibilité à la pression du sternum, de la colonne vertébrale dorsolombaire. Ventre augmenté de volume; dans la région épigastrique, tumeur grosse comme une pomme, dure ; dans les fosses iliaques, masses analogues surtout à droite. Rate grosse à la percussion. Foie, urine normaux.

G. R. 2.500.000. H 20. G. Bl. 210.000. Presque tous lymphocytes, gros et petits en même nombre. Rares myélocytes. Pas d'éosinophiles.

Radiothérapie à partir du 21 octobre 1904, 560' en séances quotidiennes de 20 minutes ou moins. Rate, ganglions et os longs.

A la fin du mois G. R. 3.500.000. H 85. G. Bl. 240.000, après oscillations assez fortes le chiffre le plus bas a été 136.000. Pas d'amélioration de l'état général. Amaigrissement. Mort le 19 novembre à la suite de voyage en chemin de fer et refroidissement, puis anurie.

A l'autopsie, énormes ganglions abdominaux et thoraciques pâles et de consistance mollasse. Les ganglions périphériques d'un rose pâle. Rate grosse, capsule épaissie, aspect rugueux. Pulpe rouge clair, follicules bien visibles. Moelle osseuse rouge. On n'a pas trouvé dans la rate et les ganglions de lésions analogues à celles que Heinecke a décrites chez les animaux irradiés.

OBSERVATION CXXIX

LEUCÉMIE LYMPHOÏDE. — Krause. *Loc. cit.*

Homme de soixante-six ans, fait remonter la maladie à une infection retro-auriculaire, suivie de « psoriasis atypique » puis d'érysipèle. Les ganglions de la nuque et du cou grossissent à gauche puis à droite, puis ceux des aisselles et ceux des aines. Sensation de faiblesse, douleurs dans les ganglions tuméfiés, gonflement de la jambe gauche. Tout ce membre est le siège d'un œdème pâteux ; papule grosse comme un haricot au tiers inférieur, classée comme manifestation leucémique.

Les ganglions du cou très nombreux, de consistance variable, sont douloureux à la pression. Les groupes axillaires sont du volume d'une pomme, ceux des aines comme une noix. Artério-sclérose. Rien au foie ni à la rate. Pas d'albumine, ni de sucre. Du 6 novembre au 1er décembre la numération du sang passe de G. R. 5.000.000 et G. Bl. 18.000 à G. R. 4.800.000 H 95. G. Bl. 94.000. Petits lympho. 63. Grands lympho. 15. Poly. 12. Eosinophiles 8. Mastzellen 0,5.

Radiothérapie du 9 janvier au 19 février. — 1.660 minutes par séance de 5 à 10 minutes sur les paquets ganglionnaires, le sternum et les os longs.

Le 19 février G. R. 6.100.000. H 98. G. Bl. 16.400. Petits lympho. 59. Gros lympho. 11. Poly. 22. Eosinophiles 6. Transition 1. Mastzellen 1. A noter dans la première semaine du traitement de nombreuses « ombres de noyaux ».

Diminution considérable des ganglions, de la jambe œdémateuse Disparition de la papule leucémique. Perte de poids de 8 kilogrammes. — 8) kilogrammes.

Apparition de diarrhée. Chute de la température de 39,8 à 37, peu de variation de l'acide urique. Pas grande modification de l'état général, qui était bon.

OBSERVATION CXXX

LEUCÉMIE LYMPHOÏDE. — **Von Noorden.** *Fol. hemat.*, avril 1905

Un cas de leucémie lymphoïde est traité par le fer et l'arsenic, les hématies augmentent, les leucocytes ne bougent pas. Une scarlatine les fait baisser. La Radiothérapie améliore à la fois le sang et l'état général.

OBSERVATION CXXXI

LEUCÉMIE LYMPHOÏDE. — **Schenk.** *Münch. Med. Woch.*, 1904, n° 48

Femme de cinquante-trois ans. Tumeur splénique remarquée depuis sept ans, pâleur et faiblesse depuis quelques mois.

10 août 1904. — Grande pâleur de la peau et des muqueuses. Pas d'œdème. Petits ganglions au cou et dans les aines. Sternum sensible à la pression. Pouls régulier. Bord du foie perceptible à la palpation. Rate étendue jusqu'à la ligne médiane. Traces d'albumine. Petites hémorrhagies rétiniennes.

G. R. 1.500.000. H. 35. G. Bl. 45.000. Lympho. 90. Poly. 10.

Aggravation des symptômes avec fièvre à 39°; amaigrissement. Diarrhée, vomissements, ascension leucocytaire à 140.000. Amélioration légère au cours de laquelle est instituée la Radiothérapie de la rate et du sternum. 35 séances quotidiennes du 25 août au 15 octobre. Amélioration de l'état général. Diminution considérable de la rate. Chute des leucocytes jusqu'à 32.000 sans variation de la formule; les G. R. continuent à baisser. Nouvelle rechute au cours du traitement avec les mêmes symptômes gastro-intestinaux, albuminurie, fièvre, perte de poids. — Mort le 19 octobre.

OBSERVATION CXXXII

LEUCÉMIE (?) — **Schlesinger,** d'après **Schirmer.** *Centralblatt für Grenzgeb.*, 1905, n° 3

Homme de vingt-huit ans. Avec grosse tumeur splénique. Augmentation marquée des ganglions du cou, de l'aine et des aisselles. Pas de sensibilité osseuse.

État du sang. — G. R. 5.400.000. G. Bl. 220.000. Myélocytes 15 o/o. Après 30 séances, les leucocytes tombent à 19.000. Rapport 1 : 220. Plus de myélocytes.

OBSERVATION CXXXIII

Leucémie lymphoïde. — Schulze. *Med. Klinik.*, 1905, n° 11.
Fol. Hem., avril 1905

Femme de cinquante-deux ans. Dès 1901, ganglions, rate grosse, douloureuse.

17 octobre 1901. — G. R. 3,312.000. H. 58. G. Bl. 96.582. — Tous les jours 6 à 7 minutes de Rayons X.

30 novembre. — G. R. 5.530.000. H. 65 o/o. G. Bl. 11.200. Nombreuses plaquettes. Disparition des ganglions et des douleurs osseuses. Rate diminuée.

Janvier 1905. — Pas de récidive.

OBSERVATION CXXXIV

Leucémie lymphoïde. — Schulze. *Loc. cit.*

Homme de cinquante ans. 9 mai 1904. Grosses tumeurs ganglionnaires, sensibilité du sternum, des côtes; foie et rate augmentés. Albuminurie.

Quinine et arsenic sans résultat.

27 mai. G. R. 2.210.000. H 29. G. Bl. 733.530.

Du 27 mai au 5 novembre, séances journalières.

5 novembre : G. R. 3.400.000. H 40 o/o. G. Bl. 32.030. Nombreux hématoblastes. Diminution de la rate, du foie, des glandes et de l'albumine.

OBSERVATION CXXXV

Leucémie lymphoïde. — Senn. *New-York Méd. Journal*, 18 avril 1903

Homme de cinquante-trois ans. Antécédents : o.

Il y a dix ans, augmentation des ganglions du cou, durs non douloureux, puis hypertrophie des amygdales, adénopathies rétrocervicales, axillaires et inguinales. Perte d'appétit, anémie, amaigrissement.

Cure d'altitude — arsenic, iodure, etc. — Après un an, glandes un peu plus molles, poids augmenté. Chaîne de petits ganglions d'aisselle à l'épitrochlée, du volume d'une noisette. Ganglions inguinaux gros. Dans l'abdomen on sent des ganglions du volume d'un œuf. Rate grosse non accessible. Foie un peu gros. Sternum un peu douloureux à la pression.

G. R. 3.875.000. H 73 o/o. G. Bl. 208.000. Poly 5. Formes de transition 2. Grands lympho. 14. Petits lympho. 78.

Traitement : Applications tous les deux jours sur le cou, les aisselles, les coudes, la masse abdominale, les aines avec tube très dur. Distance 3 à 4 pouces — 5 à 7 minutes chaque fois. Après quarante-cinq séances, glandes moins dures et moins volumineuses. Quinze séances, dermatite légère et toxémie. Arrêt du traitement. Trois semaines après le malade va mieux, est engraissé, tous les ganglions diminués. G. R. 4.450.000. H 85. G. Bl. 56.000. Traitement continué. Après douze séances dermatite et symptômes de toxémie; on arrête.

Une seule petite glande derrière la clavicule droite et une près du sternum, une épitrochléenne; régions axillaires, inguinales abdominales libres de toutes glandes. G. Bl. 46.500. Rate accessible, s'avance jusqu'à un travers de doigt de la crête iliaque, pas de diminution du foie. Le malade se considère comme guéri.

OBSERVATIONS CXXXVI-CXXXVII

Von Strümpell

Voir observation XCVIII.

IV. — Leucémie lymphocythémique aleucémique

OBSERVATION CXXXVII

P. Emile Weil et Noiré. —*Soc. Med. des Hôpitaux,* 9 juin 1905.

Femme de cinquante-deux ans; rien à noter dans les antécédents. Début en mars 1903 par une petite adénopathie inguinale gauche dont le volume varie en 1903 et 1904 et augmente brusquement en septembre 1904. Traitement arsenical sans résultat.

Etat en octobre 1904. — Malade amaigrie se plaignant de fatigue et de perte des forces. Œdème des jambes surtout à gauche. Toux coqueluchoïde.

Appareil respiratoire et appareil digestif normaux.

Pas d'hypertrophie amygdalienne, pas d'adénopathies cervicales ou axillaires. Volumineux ganglions dans les deux aines, surtout à gauche où ils atteignent le volume de deux œufs de canard.

A la palpation, l'abdomen est rempli jusqu'au niveau de l'ombilic par des tumeurs ganglionnaires; les fosses iliaques et surtout celle de gauche sont comblées par elles. Le foie ne déborde pas les fausses côtes; la matité splénique est augmentée, mais la rate n'est pas perceptible à la palpation.

Tous les quinze jours on fait absorber aux tumeurs une teinte du radiomètre Sabouraud-Noiré : les tumeurs inguinales gauches sont irradiées le 19 novembre, le 3 et le 31 décembre 1904. En 1905, elles reçoivent une teinte le 14, le 28 janvier, où apparaît un léger érythème le 11 et le 25 février enfin. A partir de mars, les séances sont faites sans diaphragme sur l'abdomen, dont les tumeurs, quoique non traitées, avaient à ce moment déjà diminué. Les adénopathies inguinales droites ont reçu une teinte, le 22 novembre, les 3 et 17 décembre.

La diminution des tumeurs inguinales gauches, lente au début, s'accentue petit à petit, et s'opère brusquement au mois de mars. Leur consistance était devenue moindre et l'œdème des jambes avait rapidement cessé. Les adénopathies de l'aine droite n'existaient plus à la fin de l'année 1904.

La toux coquelucholde et les symptômes pulmonaires disparurent vers la même époque. Cependant, au début de décembre, une tumeur ganglionnaire nouvelle apparut, malgré le traitement, dans le creux sus-claviculaire gauche; mais elle s'effondra après une seule séance de rayons X.

A l'examen du 9 juin 1905, on ne trouve pas de ganglions dans l'aine droite; à gauche, existe encore une adénopathie isolée, du volume d'une amande. Le ventre a beaucoup diminué; cependant dans chaque fosse iliaque, il y a un petit paquet ganglionnaire, et celui de gauche semble gros comme un œuf de pigeon. Rien dans les aisselles, au cou, ni dans le médiastin; le foie, la rate, les amygdales sont normaux. La santé générale est excellente, les fonctions digestives parfaites et la malade se considère comme guérie. On constate sur le dos des lésions de prurigo, qui existent depuis le début de sa maladie. Le poids a augmenté d'un kilog depuis le début du traitement.

L'examen du sang a donné les résultats suivants :

29 octobre. — G. R. 4.080.000. G. Bl. 9.800. Poly. 35. Petits mono. 51. Grands mono. et macrophages 10. Poly. basophiles 0,5. Eosinophiles 3,5.

Le nombre des leucocytes est descendu progressivement jusqu'à 2.000. Les polynucléaires ont monté régulièrement jusqu'à 64 0/0 et les macrophages ont atteint les chiffres de 15,18 et 26 0/0.

Le 3 juin, après quatorze séances, on trouve G. R. 3.670.000. G. Bl. 2.000. Poly. 62. Petits mono. 25. Grands mono. et macrophages 8. Eosinophiles 5.

Le 8 juillet, les hématies sont à 4.670.000, les leucocytes à 1.800; l'état de la malade est excellent.

CONCLUSIONS

La radiothérapie est actuellement le traitement de choix des leucémies chroniques.

Les résultats habituels de ce traitement sont : la disparition de la fièvre (baisse de la température, suppression des frissons et des sueurs), l'amélioration de l'état général (suppression des douleurs, des œdèmes, de l'albuminurie, augmentation des forces et du poids), la diminution considérable et même la disparition des tuméfactions ganglionnaires et spléniques.

Le sang perd peu à peu les caractères du sang leucémique, les globules rouges augmentent, les leucocytes baissent et l'amélioration qualitative, précoce dans la leucémie myélogène, plus tardive dans la leucémie lymphoïde, peut ramener la formule leucocytaire à la normale.

Les Rayons X n'ont encore donné que des espérances dans le traitement des leucémies aiguës.

Expérimentalement, une faible dose de Rayons X provoque, chez l'animal sain, une polynucléose immédiate et passagère, suivie de leucopénie. La destruction des leucocytes porte surtout sur les mononucléaires; le taux des hématies baisse momentanément. Le tissu médullaire est en réaction; le tissu lymphoïde est en grande partie détruit, avec fragmentation des lymphocytes et réaction macrophagique intense.

A doses plus fortes et prolongées, la leucopénie et la baisse des hématies tendent à devenir permanentes. Les tissus lymphoïdes et médullaires sont détruits; la moelle osseuse subit la transformation graisseuse totale.

L'irradiation locale et prolongée d'un segment de l'appareil médullaire produit, indépendamment de la leucopénie et de l'érythropénie, une réaction myéloïde intense dans le sang circulant. Les stades de cette réaction sont les grandes poussées irrégulières de polynucléose, l'émigration des globules nucléés avec myélocytose. La moelle osseuse irradiée est en transformation graisseuse; le reste de l'appareil médullaire en irritation intense.

Les résultats obtenus chez le leucémique sont en tous points comparables aux faits expérimentaux. On y retrouve la polynucléose immédiate, la diminution leucocytaire avec augmentation des polynucléaires, la réaction de l'appareil érythropoïétique, avec polychromatophilie et ascension progressive du nombre des hématies.

L'action des Rayons X est donc ici purement cellulaire; aussi l'amélioration est-elle transitoire et les heureux effets de l'irradiation peuvent-ils se trouver dans d'autres maladies où la fonction hématopoïétique est troublée, comme dans les anémies.

Les bons effets de la radiothérapie dans les leucémies peuvent être obtenus sans radiodermite grave; ils ne peuvent être maintenus que par un traitement longtemps et peut-être indéfiniment prolongé.

Vu : *Le Président de la thèse,*
ROGER.

Vu : *Le Doyen,*
DEBOVE.

Vu et permis d'imprimer :
Le Vice-Recteur de l'Académie de Paris,
L. LIARD.

317. — STRESMIL. — IMP. ERNEST PAYEN

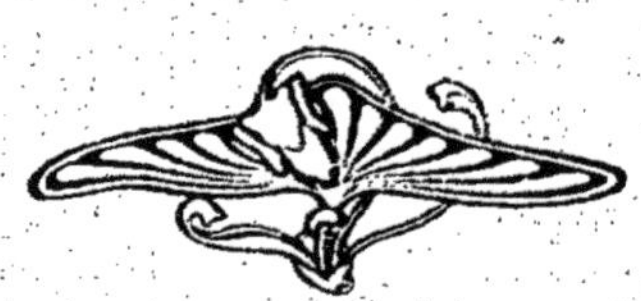

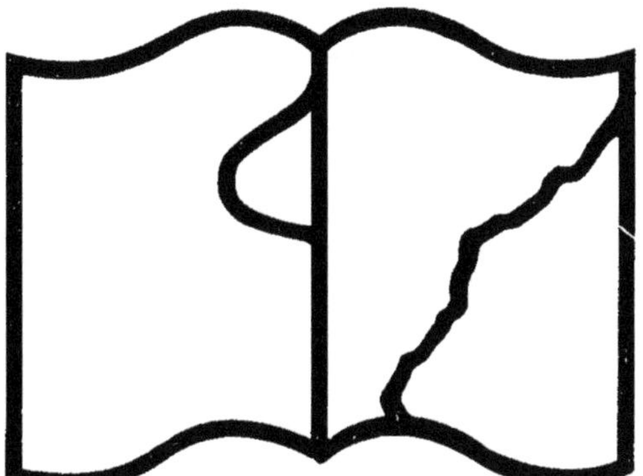

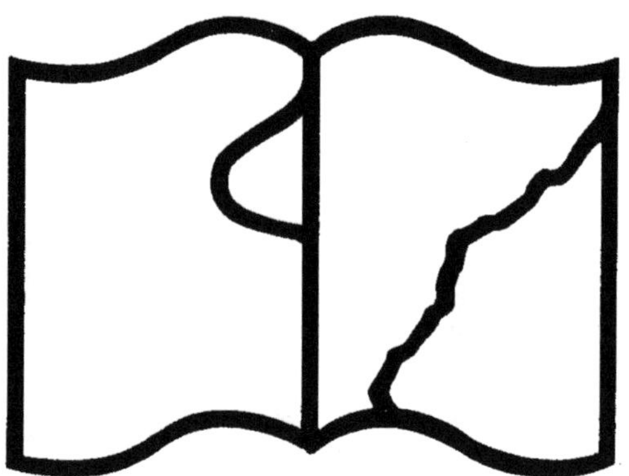

Texte détérioré — reliure défectueuse

NF Z 43-120-11

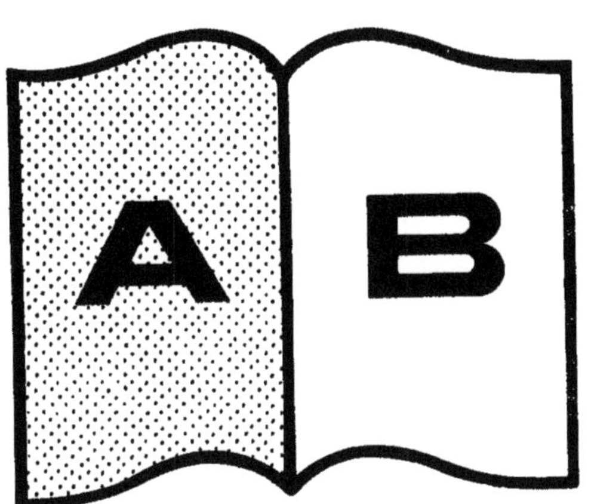

Contraste insuffisant

NF Z 43-120-14